Generis
PUBLISHING

L'hôpital camerounais en gestion d'urgence. Une mise en récit d'une communication confuse

L'exemple des affaires Monique KOUMATEKE ET Vanessa TCHATCHOU Préface de Bertrand Cabedoche

Léopold Maurice JUMBO

Title: **L'hôpital camerounais en gestion d'urgence. Une mise en récit d'une communication confuse**

L'exemple des affaires Monique KOUMATEKE ET Vanessa TCHATCHOU
Préface de Bertrand Cabedoche

ISBN: 979-8-89966-316-1

Author: Léopold Maurice JUMBO

Cover image: https://pixabay.com/

Publisher: Generis Publishing
Online orders: www.generis-publishing.com
Contact email: info@generis-publishing.com

REMERCIEMENTS

Mes premiers remerciements vont à Professeur Thomas ATENGA qui a bien voulu diriger tous mes travaux depuis le Master, jusqu'au Doctorat. Je tiens particulièrement à lui faire part de ma profonde gratitude pour l'attention et l'encadrement qu'il m'a toujours accordés.

J'exprime aussi ma profonde gratitude au Professeur MISSE MISSE dont l'attention n'a pas été des moindres. Il m'a encouragé à préparer et à présenter ce travail, soutenant ma progression de ses remarques et conseils. La rédaction de cette note doit beaucoup à son écoute et ses conseils qui m'accompagnent depuis les débuts de mon parcours de chercheur en SIC.

J'en profite pour dire MERCI à mère Augustine qui sans avoir véritablement compris les enjeux inhérents à ce travail, m'a toujours encouragé à ne jamais abdiquer face aux difficultés. A mon épouse Linda Stella et mes enfants (Maya, Yowan, Blanche et Bridget), je révèle ma gratitude pour l'apport psychologique qui me venait de leur sourire.

Je présente enfin mes remerciements les plus sincères à tous ceux qui, de près ou de loin, ont bien voulu prendre le temps de lire et d'apporter les suggestions et observations.

DEDICACE

A

Mon petit frère Eric Le Grand JUMBO

De l'autre côté de la vie.

SOMMAIRE

Préface

La communication de crise

En secteur hospitalier : un art de faire

Certains gestionnaires attendent encore un modèle de communication de crise, comme il y a vingt ans, des lectures trop empressées des seuls titres de travaux scientifiques [1] ou comme aujourd'hui encore, de nombreux manuels de consultants peuvent le laisser croire à partir de l'établissement de check-list de deux pages maximum à observer de manière absolue. Ceux-là ne peuvent qu'être déçus à la lecture de l'ouvrage de Maurice Jumbo : la communication de crise ne se laisse enfermer dans aucune loi, pas plus que sa gestion ne relève de recettes standardisées, applicables en tout temps, en tout lieu. Par exemple, quand, la crise à peine déclarée, les réflexes des cabinets de conseil s'emploient à justifier la nécessité d'une communication immédiate (et la légitimité de leurs honoraires), certains cas de gestion efficace relèvent d'abord d'une communication par le silence : par exemple, le groupe André a pu choisir cette suspension du discours comme tactique ponctuelle pour se donner un délai de réflexion avant de répondre à certaines accusations portées contre lui. Mais ce silence – à ne pas confondre avec le déni et la politique de l'autruche – a su être entouré des conditions de la confiance, en se présentant assorti d'un engagement responsable, précis et daté de reprise de la parole avertie et ce, auprès de médias rigoureusement choisis. Cette même suspension provisoire de la parole a su également s'inscrire dans une stratégie mûrement réfléchie : en 1998, le silence a été paradoxalement retenu comme l'une des conditions d'établissement du dialogue pour le mouvement néo-zapatiste du sous-commandant Marcos[2].

Preuve s'il en est que loin d'être une science exacte, la communication de crise relève d'abord d'un art de faire, pour reprendre la formulation de Michel de Certeau[3]. Déjà, selon l'époque, chaque cas peut ainsi se présenter différent: par exemple, la reprise des essais nucléaires par la France de François Mitterrand pouvait se présenter comme un « non-événement », là où la même politique

[1] GABAY, Michèle (2001). *La nouvelle communication de crise, concepts et outils*. Issy-les-Moulineaux, éditions Stratégie.
[2] GOMEZ MONT, Carmen (1999). « Médias et néozapatisme dans la crise mexicaine », *Communication organisation : "Crise et communication"*, n° 16, 2e semestre 1999, p. 174.
[3] DE CERTEAU, Michel(1980). *L'invention du quotidien. Les arts de faire*, Paris, Union générale d'éditions.

quelques années plus tard relevait d'une communication de crise sous Jacques Chirac[4].

Pour autant, des principes d'action peuvent être avancés, à la formulation desquels Maurice Jumbo s'emploie à partir de deux cas : l'affaire Tchatchou et l'affaire Komateke, impliquant toutes deux le secteur hospitalier du Cameroun et l'ensemble des autorités de tutelle concernées.

Précisément, le milieu hospitalier doit d'abord être appréhendé avec une fine connaissance de ses enjeux et des attentes qu'il provoque, ainsi que de l'évolution de ceux-ci. Maurice Jumbo nous rappelle ainsi combien cette spécificité de l'hôpital s'est modifiée : d'une obligation de moyens à une obligation de résultat propulsée par l'idéologie du « risque zéro » ;d'une définition du service centrée sur le soin à celle d'une obligation supplémentaire, fondée cette fois sur le bien-être du malade ; d'une lecture où le service public de santé se limitait à la gestion du patient à la prise en compte additionnelle des règles du *new public management*[5]et de la rentabilité, empruntées aux outils de gestion du privé[6].Toute cette mutation abyssale de la « performance » se doit évidemment d'être opérée dans le plus profond respect des valeurs et autres codes déontologiques de tout service public, dans un contexte médiatique où le développement exponentiel des médias sociaux ajoute aux pressions journalistiques classiques, en termes d'expédition de l'instruction et de formulation passionnée du jugement de toute affaire propulsée à la visibilité des espaces publics.

Dans cette reconfiguration des attentes, quelques réflexions se dégagent, essentielles, des études de cas conduites par Maurice Jumbo. Toutes appellent à l'anticipation plutôt qu'à la communication seulement réactive, rapidement perçue comme acculée, donc perdante.

Tout d'abord, Maurice Jumbo montre combien la réponse, qu'elle se présente juridique ou simplement discursive, ne suffit pas : la communication de crise suppose penser la confiance et ne pas se contenter du discours rassurant, porté par la loi ou le communiqué officiel. La réflexion s'est déjà imposée en ce sens, par exemple quand le ressort de cette confiance se brise avec des ficelles trop

[4]DERVILLE, Grégory (1997). « Le combat singulier Greenpeace-Sirpa »,*Revue française de science politique*, n° 5, p. 605.
[5]BEZES, Philippe (2015). "Le New Public Management", dans Antonin Cohen, Bernard Lacroix, Philippe Riutort, *Nouveau manuel de science politique*, Paris, La Découverte, coll. « Grands repères", chapitre V, p. 301-360.
[6]LEPINE, Valérie (2018). *Communications organisationnelles et managériales : dynamiques de professionnalisation et enjeux de la normalisation, valuation, évaluation*, mémoire pour l'habilitation à diriger des recherches en sciences de l'information et de la communication, p. 72-80.

grosses pour ne pas être identifiées à de la propagande[7] : l'efficacité du *logos* dépend d'abord de la confiance accordée au démonstrateur et non l'inverse.

Et cette confiance se construit avec l'ensemble des acteurs, comme l'établit Maurice Jumbo, fidèle en cela à son inscription dans la *Rethorical arena theorie* qui suppose prendre en compte « toutes les voix » concernées. Jürgen Habermas l'avait déjà relevé[8] : après avoir tendu entre un modèle *technocratique* qui accordait toute la place à l'expert (par exemple, le médecin) et un modèle *décisionniste*, qui plaçait le politique au premier plan (par exemple, la direction de l'hôpital et ses autorités de tutelle), l'alternative s'ouvre avec un modèle *pragmatique*. Ce dernier configure aujourd'hui les recherches de nouveaux équilibres entre tous les partenaires, dont les expérimentations s'accompagnent de la remise en cause des formes traditionnelles de légitimation des discours, avec la réappropriation par tous les citoyens d'un certain niveau de connaissance[9]. Ainsi cohabitent, sans se dissoudre ni se confondre les unes les autres, les légitimités des experts, des politiques, des journalistes et des publics, *a fortiori* à l'ère des réseaux sociaux. Délaissant un modèle institué de *Public Understanding of Science* (PUS), axé autour de la compréhension des énoncés et de l'appropriation des innovations technoscientifiques, les expérimentations aspirent désormais à un *Public Engagement with Science* (PES), qui ne serait plus vertical, pour relever de la médiation. Il ne s'agit plus de faire rencontrer la science et la société, mais de *« considérer la science dans la société »* [10].

Ainsi peut-on comprendre que tout silence disproportionné des autorités, hospitalières comme politiques, est vite considéré comme un déni de la souffrance. Tout empressement à dédouaner les autorités est aussitôt décliné en absence d'empathie et interprété comme une marque de mépris. Tout passage en force, qu'il s'exerce *manu militari* à l'encontre de ces mêmes victimes ou dans la répression de leurs sympathisants, est jugé comme un abus d'autorité et une perte de contrôle de la situation qu'aucun discours lénifiant ne peut plus

---

[7] Le Cardinal, Gilles, Jean-François Guyonnet et Bernard Pouzoullic (1999), « Construire la confiance, une vertu nouvelle pour sortir du désir mimétique et de la violence », *Communication et organisation*, n° 16, p. 215-226.

[8] Habermas, Jürgen (1968). *La technique comme idéologie*, traduction et préface par Jean-René Ladmiral, Paris, Gallimard, coll. « NRF ».

[9] Granjou, Céline (2003). « L'expertise scientifique à destination politique », *Cahiers internationaux de sociologie*, vol. 1, n° 114, p. 175-183.

[10] Cabedoche, Bertrand (2023). *Lire la communication-monde au XXIe siècle*, Ottawa, Les Presses de l'Université d'Ottawa, p. 316-319 et p. 388.

compenser. *A fortiori* s'il se révèle incohérent dans la durée, ou inadapté quant au support de communication retenu s'agissant des médias *« aux ordres »*.

Les principes sont désormais établis par les chercheurs en communication.

Pour autant, les autorités camerounaises semblent n'en avoir tiré aucun enseignement. Faute d'intégrer le « nouveau contrat communicationnel » comme le désigne Maurice Jumbo, les acteurs gestionnaires de la crise à Yaoundé et à Douala ont laissé le terrain libre sur Internet à l'accélération de la rumeur et de la désinformation. Elles se sont exposées à la perte durable de la confiance dont les effets sont dévastateurs, particulièrement quand la crise se révèle d'ordre létal, sur fond de pénurie hospitalière dont on attendait déjà les mesures politiques palliatives nécessaires. Ignorant tout du paradigme de la médiation, ces autorités se sont enfermées dans une communication verticale, hyper centralisée et bureaucratique. Le risque de cette « gestion » hypothèque même l'avenir, selon les séquences identifiées par Bruno Ollivier[11] : la crise désigne en effet un triple processus, opérant *crescendo* : d'abord *de brouillage de l'image*, à la fois du produit et de l'organisation (ici, le soin et l'hôpital) ; puis *de décrédibilisation permanente des interlocuteurs*(avec le sentiment de tromperie systématique) ; enfin *de désagrégation de l'identité sociale* (quand le non-respect des valeurs – la sécurité comme un droit et non comme une faveur – bouscule les légitimités proclamées). La crise est alors à son paroxysme, quand elle réveille ainsi les enjeux autant matériels que symboliques.

C'est tout à l'honneur de Maurice Jumbo que de l'avoir rappelé avec son analyse pointue des « affaires » Tchatchou et Komateke.

Bertrand Cabedoche

Professeur émérite en sciences de l'information et de la communication

Chercheur au Gresec

Université Grenoble Alpes

[11] OLLIVIER, Bruno (1999). « (Re)problématiser la crise à la lumière de la communication des organisations », *Communication organisation ; Crise et communication*, n° 16, 2e semestre 1999, p. 21.

Introduction

Qu'est-ce qu'une crise ? De nombreux auteurs ont réalisé des travaux pour répondre à la question et de multiples définitions ont été proposées[12]. À l'évidence, toutes s'accordent sur le fait qu'il s'agit d'une situation de défaillance qui n'est plus habituelle, qui n'est plus coutumière ; « il ne s'agit plus d'une simple brèche »[13]. 1982, 1984,1986, 1997, 2006, 2016 et beaucoup d'autres dates rappellent à plusieurs générations de Camerounais confondus les évènements sans pareille mesure, les évènements à la limite explosifs qui les ont soumis à rude épreuve. Le lac Nyos, le drame de Nsam, en passant par la démission du président Ahmadou Ahidjo, la tentative de coup d'état, les villes mortes, sans oublier le crash de Mbanga Pongo, les émeutes de la faim, l'accident ferroviaire d'Eséka, et plus proche de nous le don des ordinateurs aux étudiants camerounais, la crise des régions dites anglophones, la grève des « OTS » (On a trop supporté comme baptisé par ces enseignants qui revendiquent leurs droits), au-delà des affaires Koumateke et Tchatchoua qui nous intéressent pour cette étude. Toute cette série d'évènements dont la régularité commence à jeter le trouble dans les esprits semblent avoir affolé les populations, surtout les gouvernants dans leur volonté de rassurer, de faire adhérer les publics aux décisions prises. Que faire en « plein cyclone »[14] lorsque les populations s'attendent à des réponses précises, situées dans un contexte déroutant. Très souvent, les autorités en charge de la gestion de toutes ces catastrophes notamment les deux dernières ci-dessus mentionnées[15] se sont trouvées prises au dépourvu, dans une situation de complexité caractérisée par une communication confuse et un choix irrationnel dans la façon de communiquer. La « turbulence médiatique » jointe aux nombreuses contradictions qui s'en sont suivies ont ainsi incité les populations à s'enquérir des nouvelles dans

---

[12]Lire pour plus d'éclairages Libaert T., *La communication de crise*, Ed. Dunod-Topos, 2001, Ogrizek M. et Guillery J.M., *La communication de crise*, PUF, Que sais-je, 1997, Lagadec P., Communication de crise, communication en crise », Armées d'Aujourd'hui, dossier sur la communication en temps de crise, n°216, p.34-37, décembre-janvier 1996-1997.

[13]Lagadec P. , dans l'article susmentionné.

[14]Lagadec P., dans l'article susmentionné assimile crise à cyclone.

[15] Il faut noter que les deux dernières à savoir les affaires Monique KOUMATEKE et Vanessa TCHATCHOUA qui font l'objet de ce travail rentrent contrairement aux autres, au domaine très sensible de la santé.

un marché autre que celui mandaté. En y introduisant un autre élément, les réseaux sociaux qui complexifient la situation actuelle en démocratisant la production des nouvelles, la communication 2.0, la circulation des informations de crise a opéré un tournant qui rend davantage la gestion compliquée. Il faut rappeler que l'utilisation des nouveaux médias, notamment ceux liés à Internet a muté les référentiels et les méthodes, non seulement de l'action publique, mais aussi de la fonction informationnelle qui passe du modèle éducatif à un autre, le modèle communicationnel. Or, il est admis avec Pascal Monin que la communication est très importante lors de toute crise. Thierry Libaert abonde dans le même sens lorsqu'il reconnait que, *« la communication est au cœur du dispositif de gestion de crise »*[16]. Elle en est l'élément déterminant qui permettrait selon sa plus ou moins maîtrise de surmonter celle-ci. Elle devient le système de défense de l'autorité ou de l'institution[17]. Par conséquent, sa gestion va de pair avec la gestion de la crise elle-même.

Objectifs

La maîtrise des médias, qu'il s'agisse de la radio, la presse écrite, la télévision ou le web dans sa version 2.0 n'est plus à démontrer dans les contextes de crise, notamment la gestion des catastrophes. Tout en admettant ce postulat, le présent travail poursuit les objectifs suivants : identifier les pratiques et les stratégies de communication de crise mises en place par les organisations hospitalières indexées, apprécier les approches adoptées par rapport aux meilleures pratiques, décrire les logiques sous-jacentes, analyser les éventuelles mutations ou non des pratiques avec l'évolution technologique récente, bref évaluer la capacité communicationnelle de nos organisations hospitalières surtout dans la nouvelle société de l'instantanéité de l'image. Une démarche qui rentrant dans la communication organisationnelle en gestion des crises, veut

[16] Lire pour plus de connaissances, Libaert T., *La communication de crise*, Dunod, 2015.

[17] Mounzer N.., *La communication politique et le confessionnalisme au Liban : le cas des élections législatives de 2009*, Thèse de Doctorat, Université du Sud-Toulon-Var, 2012.

« disséquer »[18], veut mettre l'accent sur un univers particulier, l'institution hospitalière qui, au premier regard, ne présente aucun enjeu communicationnel.

Problématique

Les crises du XXIe siècle sont le reflet de nos sociétés déstabilisées par une mondialisation tous azimuts. Lorsqu'elles surviennent, c'est l'ensemble de l'organisation qui s'en trouve bouleversée surtout, si on tient compte de la nouvelle gestion publique à laquelle sont désormais astreints nos hôpitaux. Nous nous attacherons dans ce travail à l'étude concrète des pratiques déployées lors des incidents qui finalement ont porté le nom « Affaires Koumateke et Tchatchoua ». Il s'agit d'étudier comment les acteurs impliqués ont fait circuler l'information, comment et à quel moment ils communiquent. Plus globalement, ce travail veut comprendre à partir des usages polymorphes des outils contemporains de communication, les errances (ou non) observées dans le management des niveaux d'intervention des autorités lors de ces incidents.

Plus précisément, il s'agit d'étudier l'implication des autorités pendant tout le déroulement des dites crises, les stratégies mises sur pied pour manager l'information. Autrement dit, cette recherche aborde la manière dont les autorités des organisations impliquées se sont comportées dans le nouvel espace médiatique qui leur était offert ; espace médiatique dont ils ne semblaient pas avoir la maîtrise et pour lequel il fallait se positionner, imposer leurs versions des faits bref, démontrer leur capacité à gérer le chaos.

- la gestion des flux d'informations, très souvent dues à la vitesse de leur propagation, à la structure protéiforme de l'opinion, à la rumeur, lors des affaires Monique Koumateke et Vanessa Tchatchoua au Cameroun repose sur une approche linéaire, mécanique, qui n'est pas encore en phase avec les nouveaux paradigmes sociétaux. Autrement dit, la communication de l'État dans la gestion des deux crises est une communication qui n'a pas connu de

[18]Le terme est de De Gaulle C., dans l'article « La gestion d'une rumeur. Le cas du faux décès du chef de l'Etat du Cameroun », *Communication*, Vol.25/6,2006, pp.205-220.

mutations à la fois d'ordre idéologique et managérial. Elle est structurellement bureaucratique et hyper centralisée là où les évolutions techniques obligent à des adaptations.

-De nombreuses contraintes à savoir le manque des ressources, de l'expertise et de l'expérience… limitent le succès de la communication de crise au sein du système hospitalier.

-Si cette communication est restée non performative, c'est parce qu'elle n'a pas intégrée toute la dimension de la sociologie des comportements en situation de crise à l'âge digital où la rumeur, la désinformation viennent complexifier les paradigmes traditionnels.

Ancrages théoriques

Quels sont les acteurs de la communication politique ? La question ne se pose plus comme auparavant[19]. La revue Hermès (n°4, 1989) semble avoir donné des orientations en y incluant au-delà des acteurs traditionnels que sont les partis politiques et les acteurs politiques, les médias, les sondages et l'opinion publique. Il apparaît ainsi que la communication de crise qui en est un volet trouve son fondement dans l'intérêt que portent certains d'entre ces nouveaux acteurs énumérés : les médias, les sondages, l'opinion publique…Les postulats « crisiques » [20] estiment alors que faire de la politique, gouverner, *« c'est vivre de crise en crise »*[21], c'est s'exercer dans la gestion de quatre domaines : l'oral, l'écrit, l'image et surtout internet qui ouvre des opportunités incommensurables. Et quelles sont les approches théoriques les plus susceptibles de cerner l'objet étudié surtout lorsqu'il s'agit d'un secteur sensible comme l'institution hospitalière ? Notre expérience de chercheur rejoint Edgar Morin une fois de plus, bien que travaillant sur le socioconstructivisme ou sur l'identification et la définition des savoirs. Le chercheur contemporain, a-t-il souligné, ne saurait

[19]La question se posait encore parce que l'espace public politique s'élargissait de plus en plus avec des acteurs qui n'y étaient pas connus jusque-là. Lire la thèse de Mounzer Carine ci-dessus pour plus d'éclairages, P.83.

[20]Le terme est d'Edgar Morin dans son ouvrage intitulé *Sociologie,* Paris, Fayard, 1984, .p.176

[21]En fait Mounzer ci-haut cité reprend les expressions de Bernard Huygles (2007).

aujourd'hui appréhender une situation complexe par le biais d'une seule discipline.

Les théories de la communication de crise nous apparaissent alors comme un point de décryptage intéressant dans l'analyse de ces perturbations qui couvrent toute la vie sociale. Leur objet est de décrire, expliquer et recommander comment et pourquoi communiquer lorsque toute organisation fait face à une situation de crise. Les recherches y relatives peuvent ainsi se regrouper en trois (03) théories importantes : Image Restoration Theory, Situational Crisis Theory et Rhetorical Arena Theory. La première, mise sur pied par le nord-américain William I. Benoit développe une théorie sur « la manière dont les individus et les organisations communiquent et se *défendent lorsque leur réputation est menacée* »[22]. L'auteur identifie alors les *stratégies de « défense verbale »* utilisée pour redorer une réputation endommagée. Aussi le déni, la fuite de responsabilités, la réduction de l'offense, les mesures correctives ou l'affront peuvent-ils être utilisés selon l'auteur, pour retrouver son image. Mais cette approche, aussi intéressante soit-elle omet l'aspect dynamique d'une image appelée à se construire dans l'esprit du récepteur.

T. Combs par contre s'interroge sur les facteurs qui, influencent l'attribution de la responsabilité à une organisation en cas de crise. L'auteur de la Situational Crisis Communication Theory propose ainsi les stratégies de réponse les plus adéquates qui minimiseront l'atteinte à la réputation. Cette approche nous offre un processus important qui va de l'identification du type de crise aux facteurs qui l'amplifient avant d'indiquer comment réagir de façon efficace. Toutefois, les deux théories sont exclusivement axées sur la communication de l'organisation. Elles ne tiennent pas compte de toutes les « voix » qui sont impliquées dans une situation de crise.

Ce qui nous fait compléter les apories ci-dessus mentionnées par les travaux de F. Frandsen et W. Johansen. En effet, ce nouveau modèle de communication de crise, la Rhetorical Arena Theory, ne se substitue pas aux précédents apports, plutôt il les complète dans notre étude, en prenant en

---

[22]Pour les details lire respectivement Benoit, W., Accounts, *Excuses and Apologies: A Theory of Image Restoration Strategies,* New York: State University of New York Press, 1995, Combs W., T., "Protecting organization reputations during a crisis. The development and application of situational communication theory, *Corporate Reputation Review*, 10(3), 163-176, 2007b.

compte toutes les parties impliquées à savoir les médias, les victimes…il sera ainsi question d'une vue holistique de la crise, d'une nouvelle interprétation de la manière dont les individus, tous les individus interagissent « ... *entre eux et avec l'organisation* ». Les enjeux ici étant la gestion du temps, la tonalité de la communication, la nature des acteurs, la cohérence des messages…Il faut rappeler que, toutes ces stratégies ne sont pour nous que des outils afin d'esquisser une première interprétation des résultats ; ce d'autant qu'il n'existe aucun modèle général de réussite, aucun paradigme scientifique de la communication des crises.

La problématique de la gestion des crises au Cameroun sera également abordée dans la présente recherche sous le prisme de la sociologie de l'action publique. Celle-ci est présentée par Pierre Lascoumes et Patrick Le Galès comme étant un instrument permettant de *« désigner l'action menée par une autorité publique (seule ou en partenariat) afin de traiter une situation perçue comme posant un problème »*[23]. Cette analyse montre comment la puissance publique est confrontée aux stratégies autonomes de ses agents qui développent des pouvoirs discriminatoires. Il est question d'envisager l'action publique comme une analyse de la pratique de pouvoir donc, de la résolution des crises. Ceci revient à prendre en compte, l'hétérogénéité des acteurs et des formes de mobilisation. À travers la sociologie de l'action publique, nous ambitionnons d'analyser les instruments qui structurent l'action publique en matière de communication de crise. En effet, identifier les instruments, c'est identifier les ressources utilisées et ceux qui les utilisent.

L'approche méthodologique

Une démarche empirique

L'approche méthodologique retenue dans le cadre de ce travail s'articule essentiellement autour de la méthode qualitative et subsidiairement la méthode quantitative. L'objectif visé est de promouvoir des systèmes d'investigation dans lesquels chaque type d'approche, chaque mode d'investigation garde sa spécificité mais valide l'autre. Cette première

---

[23]Idem

articulation nous semble pertinente dans la mesure où, le qualitatif permet de saisir les motivations des acteurs dans leur manière de produire et de rendre public leurs discours. Ceci d'autant plus que, nous nous situons dans l'étude de cas qui permet de *« pénétrer un phénomène avec acuité et d'en faire ressortir les détails complexes »*[24]. Le quantitatif, quant à lui, pourrait nous donner l'opportunité de quantifier les phénomènes observés, de confirmer ou d'infirmer certains résultats à travers la masse d'informations recueillies sur le terrain.

Pourquoi V. Tchatchoua et M. Koumateke ?

Nous avons mis de côté la plupart des catastrophes et des crises sociales survenues au Cameroun entre 1982 et 2016. Il s'agit notamment de la démission du premier président de la République, l'éruption du lac Nyos, le phénomène des villes mortes, l'incendie de Nsam, le crash de la Kenya Airways à Mbanga Pongo, les émeutes de la faim, le déraillement ferroviaire du train intercity...Plutôt, nous nous intéressons à l'affaire du bébé disparu de Vanessa Tchatchou dans un hôpital public de référence à Yaoundé et l'éventrement à ciel ouvert de Monique Koumateke à l'hôpital Laquintinie, une autre institution hospitalière de Douala.

En effet, l'affaire dite « *Vanessa Tchatchou* » avait fondamentalement marqué l'opinion publique nationale et internationale en 2011. Le bébé de cette dernière ayant disparu à l'hôpital gynéco-obstétrique de Yaoundé, entre la salle d'accouchement et la salle des couveuses où l'enfant né avant terme devait être installé. L'histoire avait alors suscité une profonde indignation provoquant de vives manifestations dans les principales villes du Cameroun et aussi hors du pays. Après moult confusions, les autorités avaient finalement conclu à un enlèvement suivi de l'assassinat du bébé. Une thèse entièrement réfutée par la famille et l'opinion. Il faut rappeler que, la presse traditionnelle ainsi que les nouveaux médias ont mis à mal les autorités en charge du dossier par une pression extrême. Autant ces médias se sont cristallisés dans cette autre affaire, le décès d'une femme enceinte dans l'enceinte de l'hôpital Laquintinie à Douala, au Cameroun. Un

[24] L'expression est de Lanouette Valérie, « Communication de crise à Lac-Mégantic », www.communication-crise.com, consulté le 21 juin 2018 à 13 h20.

dimanche 13 mars 2016, une vidéo circulant dans les réseaux sociaux *« ...montre une femme, Monique Koumateke, 31 ans, enceinte de jumeaux, couchée sur le parvis de l'hôpital Laquintinie et dont le ventre était ouvert au scalpel par une autre femme pour en extirper deux fœtus »*[25]. Très vite, l'image de l'institution hospitalière (qui n'était pas déjà assez soignée) subit un coup sérieux ; son personnel accusé de négligence, corruption, inhumanité, cupidité. Une fois de plus, les médias s'en mêlent et des manifestations sont organisées réclamant non seulement la vérité, mais aussi la démission du responsable de l'hôpital et son ministre de tutelle.

Plusieurs raisons justifient le choix de ces situations de crise. Il s'agit entre autres de l'impact social qu'elles ont généré, leur sur-médiatisation, les contradictions relevées dans les discours produits par les différents acteurs. Il y a surtout le secteur d'activités, la santé qui passe toujours en premier (bien avant la famille, la réussite sociale...) lorsque l'on demande à la population de classer les priorités. Il y a aussi, le fait qu'étudier la communication dans ces deux hôpitaux, alors que le paysage hospitalier est en pleine mutation, donne un aperçu global des postures adoptées lorsque « ça ne *va pas bien* » ou lorsque *« tout va mal »*. Il y a enfin la fidélité à nos travaux antérieurs qui traitent des questions de communication dans l'administration des soins de santé.

Le matériau mobilisé dans le cadre de la présente recherche est extrait des articles journalistiques produits par les organes de presse à capitaux publics et privés lors de la survenue des différentes situations de crises sus-évoquées. Plus précisément, il sera question de faire une analyse du contenu des discours des différents acteurs, publiés dans les colonnes des quotidiens et des hebdomadaires. Sont ainsi retenus les articles produits par les quotidiens *Cameroon Tribune, Le messager*. S'agissant des hebdomadaires, nous avons retenu *L'Effort Camerounais, Aurore plus*. La périodicité de ces organes de presse a motivé leur choix. Les quotidiens ont la particularité de paraître tous les jours, donc de traiter les faits de manière brute et en continue, tandis que les hebdomadaires quant à eux traitent l'information de

[25] Pour plus d'informations à propos lire entre autres, Kouagheu J., « Au Cameroun, un nouveau-né disparaît dans un hôpital de la police », Le Monde Afrique.fr, consulté le 10 avril 2015 à 8h30.

manière analytique car disposant d'un peu plus de temps pour analyser les faits avec un peu plus de recul. Le choix porté sur ces titres participe de notre souci d'analyser les prises de position de ceux qui reflètent les positions officielles et de voir les discours de ceux-là qui se veulent indépendants.

La collecte des données se fera également à partir de l'audition et du visionnage des programmes diffusés à travers les supports audiovisuels. Il sera aussi question de faire une analyse des contenus des discours des différents acteurs publiés dans les sites internet et les plateformes numériques, telles que Facebook ,Whatsap , Twiter…Nous nous servirons également des entretiens semi-directifs afin d'interroger les intervenants qui ont vécu la crise et qui peuvent parler, soit au nom des hôpitaux, soit au nom des victimes/autres parties prenantes.

Les entretiens

Un guide d'entretien de type semi-directif a été soumis aux acteurs étatiques et non étatiques. Il s'agit notamment des responsables des hôpitaux en question, des cellules de communication des ministères concernés de la gestion des catastrophes susmentionnées, des acteurs de la société civile qui font constamment recours aux médias pour diffuser leurs avis sur les différentes catastrophes qui surviennent au Cameroun.

Le questionnaire

Il a été administré aux acteurs par le bas, c'est-à-dire aux destinataires des discours émis. L'objectif visé est d'apprécier l'impact de ces différents discours sur les représentations que les cibles ont du mode de communication adopté par les émetteurs. Le questionnaire va ainsi nous permettre de donner à l'enquête une extension plus grande et de vérifier statistiquement jusqu'à quel point sont généralisables les informations et hypothèses préalablement constituées.

Qu'est-ce qu'une crise ? Qu'est-ce qui classe les évènements-chocs susmentionnés dans le registre des crises ? Autrement dit, quels sont les indicateurs qui nous permettent de parler de crises relativement à ces situations ? C'est le premier moment de notre essai. Le deuxième, analyse, saisit froidement les modes de communication que l'exécutif camerounais a mis en place pour y faire face. Il élabore aussi sans prétention aucune, un ensemble d'enjeux et de perspectives qui pourraient constituer un guide de gestion communicationnelle pour les crises ultérieures. Le travail prend ainsi de front deux blocs d'intérêts et se compose logiquement de deux parties :

-un processus communicationnel complexe : une partie qui retrace le parcours de cette communication dite sensible et situe les caractéristiques qui lui sont propres et qui la distinguent de celle pratiquée dans d'autres situations.

-le contexte camerounais : c'est le cœur du travail qui propose une réflexion sur la manière dont les autorités camerounaises se sont exercées dans le traitement des crises en question. Il s'agit d'étudier les ressorts de la communication lors de ces crises. Ici également, des repères seront donnés pour une prise en charge plus adaptée lors des crises à venir. C'est donc une partie qui pourrait s'intéresser non seulement aux autorités du pays objet de notre étude, mais aussi à tous les acteurs qui se trouveraient dans des situations complexes ou impliquées de près ou de loin dans des crises.

Qu'est-ce qu'une crise ? Qu'est-ce qui n'en est pas une ? En quoi les quelques évènements chocs recensés constituent-ils des crises au détriment d'autres ? Ce travail rencontrerait certainement de nombreuses critiques si nous ne mettons à la disposition du public les critères qui ont prévalu à la recension des catastrophes étudiées alors même que d'autres, d'une importance à ne pas négliger, ont été mises de côté. P. Lagadec dans son ouvrage intitulé *La gestion des crises. Outil de réflexion à l'usage des décideurs*, estimait longtemps avant nous que, l'outil le plus performant pour cerner la notion de crise n'est pas la définition proposée par un dictionnaire. Définir le terme crise nécessiterait plusieurs volumes. Néanmoins, il est possible, toujours dans la logique de cet auteur, de la ressortir à travers les trois (03) modes de fonctionnement de tout système à savoir : la marche normale, la situation perturbée et la dynamique de crise en elle-même. Les travaux de Thierry Libaert nous offre une grille de lecture plus intéressante et rapprochée des objectifs que nous nous sommes assignés. La typologie de cet expert range les types de crise en fonction du domaine dans lequel elle intervient. Il énumère ainsi la sphère économique, la sphère technique, la sphère politique et la sphère corporate[26]. Plus loin de ces auteurs, Aline Pundrich met plutôt l'accent sur les trois caractéristiques que présente toute crise, à savoir : le processus de déstabilisation, le nombre de conséquences et la façon d'affecter le cadre référentiel[27]. Natacha Ordini quant à elle, parle d'un évènement multifacettes dont, l'association et l'engrenage avec d'autres peuvent se montrer destructeurs. Par conséquent, toujours pour cet auteur, trois éléments caractérisent la crise : l'évènement inattendu, les conséquences imprévisibles et l'implication des médias[28].

À l'observation donc, il existe une réelle difficulté à trouver une définition consensuelle du terme crise, d'autant plus que ces dernières années, les études y relatives ont emprunté des chemins différents. Étymologiquement, le mot « crise » est issu du lexique médical où « il représente l'étape charnière, le moment paroxystique d'une maladie » susceptible d'emprunter la voie de la guérison ou celle de la détérioration[29]. Le Grand Robert situe son extension métaphorique aux sphères économiques, politiques, sociales…entre le XVIIe et le XIXe siècle. La transformation sémantique faisant suite fait alors désormais du concept « crise », tout « état de dysfonctionnement d'un système, devenu incapable d'assurer ses fonctions, que cette incapacité résulte du retournement de la conjoncture ou bien de ses caractéristiques intrinsèques »[30].Pour Edgar Morin, cela signifie que « ça ne va pas bien » ou que « tout va mal »[31]. En raison de leur caractère protéiforme dû à l'extension hors du domaine médical, de nombreuses approches ont été mises sur pied pour identifier et classifier les crises[32]. De façon synthétique et au-delà de toutes les

---

[26] Lire pour plus de connaissances, Libaert T., *La communication de crise*, Paris, Dunod, 4e édition, 2015.

[27] Pundrich A. P., « Les dimensions des crises : analyse de deux études de cas sous les approches processuelle et évènementielle », www.communication-de-crise-com, consulté le 21 juin 2018 à 14 h 28.

[28] Ordini N. « Le concept de crise : un paradigme explicatif obsolète ? Une approche sexospécifique », *Monde et Développement*, 2011/2, n° 154, pp. 164-181.

[29] Ordini N. « Le concept de crise : un paradigme explicatif obsolète ? Une approche sexospécifique », *Monde et Développement*, 2011/2, n° 154, pp. 164-181.

[30] Idem p. 168.

[31] Morin E., *Sociologie*, Collection POINTS, 2004, 457 p.

[32] Pour plus de connaissances lire Ordini N. pour ce qui est des approches évènementielle ou processuelle et Libaert T. (2005) sur les approches négatives ou optimistes.

approches, toute crise, pour la plupart des experts, réunit les conditions suivantes : sa condition de processus de déstabilisation, le nombre des conséquences, la façon d'affecter le cadre référentiel. C'est une perte du système de références, un évènement inattendu aux conséquences imprévisibles. Elle est différente d'un accident en ce sens qu'elle n'est ni ponctuelle, ni limitée dans le temps et l'espace. Aussi trouve- t-elle toujours un écho dans les médias.

Edgar Morin va plus en détail dans ses travaux ci-dessus mentionnés. Le père de la « crisologie [33]» ressort ce qu'il appelle les composantes de la crise. On y trouve ainsi l'idée de perturbation, l'accroissement des désordres et des incertitudes, le blocage qui nécessitent tous une approche structurelle particulière de communication.

Les incidents retenus ici sont ceux qui ont, le plus, placé le corps social camerounais bien au-delà des situations de perturbation pour ce qui est, de l'administration de nos institutions hospitalières. Ils ont fondamentalement agité la société et obligé les couches sociales à se poser des questions sur la gouvernance dans ce secteur si névralgique. Qu'il s'agisse donc des perturbations d'ordre naturel, d'ordre politique, socio-organisationnel, ou des perturbations d'ordre technique, les crises au Cameroun sont multiformes et omniprésentes. Elles suscitent aussi comme partout ailleurs un écho de la part des médias.

[33] Le terme est utilisé par Edgar Morin dans l'ouvrage ci-dessus cité pour désigner ce « ...très vaste et diversifié champ de recherches de recherches chevauchant les multiples disciplines des sciences sociales et humaines » en relation à la notion de crise, pp.176-177.

PARTIE I :

LA COMMUNICATION DE CRISE : DE L'INVISIBILITE A LA VISIBILITE

Par invisibilité, nous entendons le déni de reconnaissance dans l'espace public, ce dernier étant un lieu de sa production[34]. La notion désigne alors, *« non pas ce qui n'est pas visible au sens physique du terme, plutôt ce qui est présent mais n'a pas encore été objectivé par la connaissance et en cela demeure symboliquement invisible »*[35]. Les deux termes sont de ce fait inséparables lorsqu'on se rappelle que la réalité sociale est un process cognitif et que l'élaboration de nouvelles connaissances assure la transition entre l'invisible et le visible. Sans entrer dans une analyse lexicographique des termes, ce mouvement balancier est révélateur des mutations dans l'espace public, révélateur de l'émergence régulière de nouvelles questions sociales. Ce qui, hier, ne suscitait aucune attention peut, au fil des ans, devenir une question d'intérêt. L'analyse des situations concrètes montre alors pour ce qui est de la communication, une évolution des finalités, des référentiels et des objectifs, passant d'un modèle plus global à un autre, circonscrit à des cas. La communication se spécialise alors autour des modèles plus appropriés à des situations de perturbations au sein des organisations.

---

[34] Voir « L'invisibilité sociale : une responsabilité collective », Rapport de l'Observatoire national de la pauvreté et de l'exclusion social, 2016.

[35] Borel J., « La notion d'invisibilité sociale », www.researchgate.net, consulté le 17 octobre 2018 à 16h34.

CHAPITRE 1 : LA SOCIOGENESE DE LA SECURITE A L'HOPITAL

La question de l'hôpital dans sa relation au patient a suscité une abondante littérature[36]. De nombreux chercheurs, de nombreux essayistes des disciplines variées (spécialistes des sciences médicales, naturellement, historiens de la santé, économistes, anthropologues...) se sont intéressés aux différentes catégories de risques qui peuvent être associés aux soins. Leurs études ont ainsi énuméré les risques directement associés aux soins (fautes techniques...), les risques liés aux activités de soutien (déficit en effectif, en systèmes d'informations...), enfin les risques liés aussi bien à la vie hospitalière qu'à l'environnement[37].

La plupart, sinon tous, se sont exclusivement penchés sur la régulation hospitalière, la mise en place d'une nouvelle technologie robuste susceptible d'éradiquer les différentes pathologies rencontrées. Or, en dessous de ce déploiement de nouveaux équipements et des nouvelles qualifications se tissait une autre mutation. Celle-là inaperçue, subtile, à « *bas bruit* »[38] issue des « *attentes nouvelles de la société civile et de la redécouverte de la mission traditionnelle d'accueil de toutes les détresses* »[39]. La sécurité à l'hôpital, puisqu'il s'agit de cela, est l'absence de danger, c'est le fait pour un usager de l'hôpital de ne pas être exposé à des évènements critiques ou des risques tels le vol, l'accident, l'agression physique...[40] « *La sécurité à l'hôpital implique alors la protection des citoyens qui viennent réparer les blessures de la vie* »[41]. Offrir la sécurité aux patients revient alors dans le cadre de ce travail, non pas bien lui administrer les soins, surtout lui proposer *« un espace confortable et un accueil chaleureux »*.

---

[36] Il existe une littérature enrichissante sur la matière ; nous citerons entre autres, Hugot B. , « Des indicateurs pour gouverner la qualité hospitalière. Sociogenèse d'une rationalisation en douceur », *Sociologie du travail* 58(2016), pp. 227-252, Djellaldu F., « De l'hôpital-fonction de production à l'hôpital service complexe et nœud de réseaux. Les différentes facettes de l'innovation hospitalière », *Revue française des affaires Sociales*, 2004/1, pp. 156-183.

[37] Idem

[38] Une expression de Hugot B. Op. Cit.

[39] Goujon D., Poisot J., « L'hôpital comme espace public », *Hermès*, 36, 2003, pp.119-126.

[40] Idem.

[41] Ibid.

Cette préoccupation nouvelle au Cameroun, terrain de notre enquête (contrairement à la France par exemple), (re)place l'hôpital au-delà de la citadelle d'administration des soins pour un espace aux missions de *« solidarités de proximités »*.

Ce chapitre retrace la sociogenèse de cette pratique (celle qui consiste à protéger le patient de tout autre abus au-delà des soins). Autrement dit, il cherche à saisir les grandes étapes de ce processus « hésitant », à petite visibilité, qui néanmoins va grandissant. Il s'agit de suivre le fil des « compositions et des recompositions »[42] de cette nouvelle aspiration depuis la genèse jusqu'à sa timide institutionnalisation, en passant par son déploiement au sein des établissements de santé.

I-PERIODE PRE-INSTITUTIONNELLE

L'idée que les hôpitaux, au-delà des soins doivent garantir la sécurité du patient remonte entre le milieu des années 1990 et le début des années 2000. Au cours de cette période que nous qualifions de pré-institutionnelle, ce n'est encore qu'une idée *« au contenu incertain et composite »*[43]. C'est une période où « *...ni les instruments ni la politique qu'ils équipent ne sont encore formulés »*[44]. Seuls les mobilisations publiques et des expertises dans des espaces plus confinés pouvaient être perceptibles.

1-Des manifestations publiques en faveur de la sécurité à l'hôpital

En France, les premiers moments de cette histoire datent de la fin des années 1990, une période au cours de laquelle deux mouvements convergent pour faire de la sécurité à l'hôpital « *un véritable problème public* ». Le premier investit l'espace public médiatique et se caractérise par un nouveau genre journalistique à savoir le palmarès des hôpitaux[45]. En effet, la presse sort de la vielle approche en termes de faits divers des questions hospitalières pour en faire une œuvre de dénonciation systématique de l'incapacité du corps médical, du manque de sécurité à l'hôpital. Il s'agissait pour les hommes des médias qui ont trouvé une nouvelle niche, de dresser

[42] Voir Hugot B. Op. Cit. P. 240.

[43] Idem.

[44] Ibid.

[45] Le palmarès en question est la première forme de mesure qui échappe à l'Etat. Il est établi par la presse notamment le magazine 50 millions de consommateurs en 1992, puis le magazine Sciences et Avenir en 1997..

le palmarès de la performance, de classer les hôpitaux. Bien que la performance dont il est question ici se limite exclusivement à la sécurité des soins et n'englobe pas l'environnement hospitalier, objet de notre étude, elle demeure néanmoins *« une première forme de mesure de la qualité à caractère public »*[46].

Le deuxième mouvement quant à lui, se structure autour des patients qui se mobilisent pour faire de l'incompétence du personnel de la santé et de l' *« impéritie »* des pouvoirs publics un problème social. Ces patients, mécontents de la prise en charge dans les hôpitaux se sont constitués en association et en mouvements sociaux afin de « *...bousculer l'organisation du monde sanitaire, exigeant un droit de regard sur sa régulation et une meilleure prise en compte des patients »*. Le combat de la sécurité, toujours au cœur de la revendication reste circonscrit à l'administration des soins ; il contribue toutefois à booster davantage la cause aux yeux des pouvoirs publics, à sensibiliser les professionnels, bref à sonner l'alerte.

Au Cameroun, l'histoire de la sécurité à l'hôpital n'a pas encore fait l'objet d'une étude systématique. Si nous admettons toutefois avec Goujon et Poisot que l'hôpital est « ...une reproduction, plus ou moins fidèle des tensions de notre société », retracer l'histoire de l'hôpital camerounais reviendrait à analyser comment cette institution assure ses missions de *« lieu d'accueil des populations rendues vulnérables par la maladie ou par leur place dans la société »*. Et par rapport à ces missions et aux incidents qui peuvent y survenir, l'affaire Vanessa Tchatchoua peut nous servir de point de départ. En effet, l'histoire du bébé volé en 2011 à l'hôpital gynéco-obstétrique de Yaoundé, a suscité de nombreuses et vives manifestations publiques dans les principales villes du pays et, même à Paris où un comité de soutien avait été crée pour dénoncer de la manière la plus forte, l'insécurité dans les hôpitaux camerounais[47].

En 2016, une autre affaire crée un tollé pour l'hôpital camerounais. Une femme enceinte se fait éventrer sur le parvis de l'hôpital Laquintinie de Douala par une personne sans formation médicale, pour en extirper deux

---

[46] Hugot B., Op. Cit. p. 246.

[47] En fait, les manifestations ont eu lieu dans plusieurs villes où résident la diaspora mais c'est à Paris qu'elles ont été assez organisées.

fœtus. Très vite encore, le personnel médical est mis en cause, accusé de négligence, de cupidité, d'inhumanité. La nouvelle se répand à travers les médias (surtout sociaux et c'est ce qui fait la particularité), des marches se tiennent pour réclamer la démission des autorités et surtout la nécessité de sécuriser l'hôpital. Les populations commencent elles aussi à s'organiser pour mettre l'hôpital camerounais « *sous pression* », en « *réanimation* ». Les patients meurent partout dit-on ici en substance, mais la récurrence et la facilité avec laquelle les patients perdent leur vie au Cameroun est une situation troublante qui nécessite des mesures appropriées.

Pour mieux comprendre la particularité du cas Cameroun, il y a lieu de rappeler ne serait-ce qu'un aperçu de son système de santé. Défini comme l'ensemble des personnes et des actions dont l'objectif principal est l'amélioration de la santé, il s'articule autour de trois sous-secteurs : le secteur public (celui qui nous intéresse le plus), le secteur privé à but lucratif et celui de la médecine traditionnelle (pas inclus dans l'analyse). Contrairement à la France et aux autres pays développés, la gratuité des soins ou le système de prise en charge des soins n'existe pas (excepté les grandes entreprises). Le patient qui se dirige vers un établissement de santé paie ses soins. Conséquence : une grande partie de la population déjà très appauvrie par les nombreuses crises économiques n'a pas accès aux soins médicaux[48]. Cet élément est d'autant plus important qu'il nous permet de cerner l'hôpital camerounais comme *« un* observatoire essentiel pour comprendre le fonctionnement de la société, bien au-delà *des seuls problèmes de santé* »[49]. Un hôpital ou un système de santé englué dans les difficultés basiques et qui peine à concilier les trois logiques à savoir : la logique marchande, la logique de service public et celle d'espace public de proximités[50]. Autrement dit, c'est un système, une « *machine à guérir* » (si

[48] Pour mieux comprendre, il faut partir du fait qu'au Cameroun, le patient (sauf quelques exceptions) ne bénéficie d'aucune prise en charge ; il se charge personnellement de payer ses factures. Or, les rémunérations en cours ne permettent même pas à ceux qui travaillent de vivre normalement.

[49] Voir Goujon D., Poisot J., Op. Cit.

[50] Il faut noter que l'Etat social encore appelé Etat providence qui caractérisait d'abord la gouvernance au Cameroun, a connu de profondes mutations avec la crise économique des années 1990 et les programmes d'ajustement structurel qui obligent à revoir les pratiques de gouvernementalité. Ce tournant néolibéral se caractérise par le déclin de la propriété publique comme de gouvernance et certainement a impacté davantage le système de santé au Cameroun.

jamais elle l'a même été) et ne s'est pas réajustée en « maison de solidarités », objet des attentes nouvelles de la société civile.

2. Les prémices des mesures officielles

Nous l'avions déjà mentionné plus haut, la sécurité des patients prise sous toutes ses facettes (soins et hors soins) s'incruste progressivement dans le mental des populations. Et ceci permet, bon gré mal gré, l' « *émergence d'une attente nouvelle en matière de mesure publique de la qualité hospitalière* »[51]. Qu'il s'agisse de l'hôpital français que nous avons délibérément choisi pour modèle au regard des affinités historiques, ou de celui du Cameroun, on voit naitre les premières manifestations d'un encadrement juridique du nouveau concept.

En France, les palmarès hospitaliers établis par les journalistes bénéficient de la complicité des acteurs institutionnels[52]. Parallèlement, le combat des patients autour de « *la sécurité des soins et de l'hygiène hospitalière* » trouve un écho croissant auprès des pouvoirs publics qui « *...se mettent en quête des premières formes de mesures de la qualité* ».

Des discours officiels aux projets de recherche, les responsables politiques et administratifs se déploient dans le souci d'éviter les blâmes. En atteste ces extraits de l'allocution d'un ministre de la Santé en fonction lors d'un colloque de l'OCDE en 2002 : «... *un pouvoir médical opaque et une absence de concurrence médicale* », « *...rendre les indicateurs de performance les plus visibles et transparents possibles ». On le voit clairement, l'idée d'une « mesure d'État »* prend corps au sein des officines et le 23 mars 2003, la commande pour « *un tableau national* » est passée. Du projet qu'il était au départ, l'hôpital et sa sécurité se transforment en un véritable motif d'action publique qui dispose d'un contenu relativement stable.

Au Cameroun aussi, l'émergence d'une attente nouvelle en matière de « *mesure publique de la qualité hospitalière* » a donné naissance à un début de formulation ou d'encadrement juridique du problème. En effet la pression de la rue qui traduit les préoccupations nouvelles au sein de l'opinion bouleverse l'ordre des priorités. La circulaire du ministre de la Santé

[51] Hugo, B., op.cit.

[52] Les acteurs institutionnels ici sont les officiels en charge de décider dans le domaine de la santé.

publique portant sur les directives sur l'accueil des patients en est une illustration. S'adressant aux responsables des différentes catégories d'établissements sanitaires dont le pays dispose, le ministre revient d'abord clairement sur le contexte qui oblige à adopter ce revirement.

> « Depuis quelques semaines, notre pays vit une actualité médicale fortement médiatisée suite à des évènements malheureux survenus dans certains hôpitaux et conduisant à une forte dégradation de l'ima-ge de marque de l'hôpital public et du corps médical. Ce qui a pour conséquence, une forte tendance à la perte de confiance des malades pour l'hôpital public qui est dépeint comme un nvironnement hostile… ».

La note de l'autorité en charge pointe nommément les maux décriés à savoir l'absence d'humanisme, le mauvais accueil, le rançonnement… , avant de prescrire une médication. Et à propos, l'alinéa 3 qui renvoie à « Accès et sécurité » semble répondre particulièrement aux défaillances ayant provoqué le tollé. Si tel qu'indiqué dans ce dispositif, toute personne qui accède dans une formation sanitaire est clairement identifiée et l'accès dans les zones sensibles strictement réglementé et si parallèlement aussi, la prise en charge en cas d'urgence est immédiate et sans condition de paiement préalable, alors, cela va sans dire que le système de santé camerounais aura intégré un certain nombre de valeurs d'inspiration humaniste qui fondent depuis le siècle des lumières l'institution Hôpital.

II. UNE INSTITUTIONNALISATION TATILLONNE DE LA SECURITE HOSPITALIERE

Le principe de la sécurité à l'hôpital, bien que disposant déjà d'un contenu plus ou moins précis (selon que l'on est au Cameroun ou ailleurs), demeure flou, tout au moins sans une assise juridique structurée. Il nécessite pour un meilleur fonctionnement, un contrôle « *…instrumenté par des techniques légitimes et acceptables* »[53].

---

[53] Hugot B., op.cit. P. 236.

1- En France

La dynamique ci-dessus décrite prend progressivement corps par la mise en place d'une nouvelle Haute Autorité de la Santé (HAS) « aux contours plus larges. Ce nouvel organe ouvre en son sein une branche « Évaluation des pratiques professionnelles » qui, sans reprendre *in extenso* l'exemple des palmarès hospitaliers, définit néanmoins des indicateurs relatifs à la qualité/sécurité. Les années 2003 à 2006 constituent le point de rupture avec la naissance de la *« coordination pour la mesure de la performance et l'amélioration de la qualité hospitalière ».* La COMPAQH, sigle utilisé pour désigner cette coordination se charge de « *...bâtir des indicateurs de qualité d'État susceptibles d'être plus consensuels, méthodologiquement plus robustes et donc moins contestables* »[54]. Il apparait alors ici que la mesure qualité/sécurité encore émergente, investit davantage les dispositifs juridiques à pas hésitants parce que les responsables des hôpitaux voient encore ce thème risqué et « *...potentiellement conflictuel ». En dépit de toutes ces hésitations, de nouveaux indicateurs et de nouvelles thématiques apparaissent dans ce que l'on peut désormais appeler le nouveau management public des hôpitaux. Il s'agit entre autres du « respect des bonnes pratiques cliniques », « indicateur de satisfaction des patients »...*

À partir de 2010, la dynamique engagée accède à une autre vitesse en dépassant toutes les réticences. La qualité/sécurité s'institutionnalise à travers un site régulièrement mis à jour : « la plateforme d'informations sur les éléments de santé » (platines.gouv.fr) qui assure le monitoring des indicateurs de satisfaction des patients. Parallèlement la HAS fait sienne « la mission de *publication d'indicateurs nationaux et comparatifs visant à l'amélioration de la qualité hospitalière ».*

Cette mise en orbite croissante de la sécurité ne va pas se limiter aux organes étatiques, elle intéresse aussi d'un côté les acteurs politiques et de l'autre les acteurs initialement plus éloignés du domaine.

En effet, Nicolas Sarkozy (alors président de la France) aussi bien que la Ministre de la Santé Roselyne Bachelot « *...redécouvrent l'intérêt de ces indicateurs et en font un usage croissant dans leurs discours* ». La dernière

---

[54] Idem.

cité se faisant appeler « la ministre de la qualité des soins ». Parallèlement la Caisse d'assurance maladie (CNAM) met en place une forme de paiement à la performance par le contrat d'amélioration des pratiques individuelles. On le voit à travers les développements ci-dessus mentionné que, les acteurs de tous bords se sont finalement appropriés la mesure de sécurité/qualité au point de l'inscrire dans la loi hospitalière avec de nombreux décrets, comme celui qui porte application de la loi n° 2009-879 du 21 juillet 2009 sur la réforme de l'hôpital en lien aux patients.

De l'évitement à l'acceptation jusqu'à l'institutionnalisation, le processus, il y a lieu de le rappeler, n'a pas été sans accrocs. Il a connu de vives tensions. Par exemple, les initiatives de la HAS précédemment développées suscitent des débats en interne et en externe[55]. Dans tous les cas, ces tensions, nées des appréciations différentes de la situation, n'ont pas ont été maîtrisées, tout au moins, n'ont pas donné lieu à des conflits tranchés.

> « Bien sûr qu'il y a des tensions. Tout l'enjeu c'est d'avoir Le minimum d'indicateurs qui puissent répondre aux différents objectifs. L'indicateur universel…je n'y crois pas trop »[56].

2-Au Cameroun

Le « plus jamais ça » chanté le long des rues camerounaises lors des affaires Koumateke et Tchatchoua, objet de cette étude, donne également naissance à un arsenal juridique. Le 22 avril 2016, le ministre de la Santé publique publie une directive sur l'accueil des patients. Cette directive adressée aux Directeurs généraux des hôpitaux de première, deuxième, troisième, quatrième et cinquième catégorie semble être une réponse directe aux maux qui minent le secteur.

> « Depuis quelques semaines, notre pays vit une actualité médicale fortement médiatisée suite à des évènements malheureux survenus

[55] Certains étaient favorables à une auto- régulation alors que d'autres voulaient un organe indépendant pour être plus crédible.

[56] Extrait d'un entretien que Hugot B. a eu avec un responsable du ministère français de la santé en 2010 et qu'il reproduit dans ses analyses

dans certains hôpitaux et conduisant à une forte dégradation de l'image de marque de l'hôpital public et du corps médical. Ce qui a pour conséquence, une forte tendance à la perte de confiance des malades pour l'hôpital public qui est dépeint comme un environnement hostile… »[57].

L'autorité en charge de la santé vient par-là au secours du système de santé camerounais accusé de manque d'humanisme, d'empathie, de rançonnement et de nombreuses autres dérives. D'ailleurs, le texte revient de façon précise dans ses sections 2 et 3 sur respectivement, la prise en charge et la sécurité des patients. Pour ce qui est de la prise en charge, presque toujours au centre des insatisfactions recensées, les alinéas 1 et 2 mentionnent qu'elle devient obligatoire, immédiate et sans condition de paiement. Une véritable révolution pour qui connait le système de santé camerounais[58]. La sécurité, quant à elle, fait aussi l'objet de mesures appropriées. Elle incombe désormais à chaque responsable de formation sanitaire qui doit systématiquement la réglementer et, rigoureusement contrôler les accès aux blocs opératoires et autres salles.

Comme pour le cas de la France, ici également, les directives contenues dans le texte constituent un antidote aux manquements qui ont suscité les manifestations de rue.

On peut aussi inclure au rang des textes qui encadrent la sécurité, le document de stratégie sectorielle de santé de 2016-2027 (SSS) qui, bien que de façon évasive seulement, revient néanmoins sur les notions de justice sociale, équité de tous devant les formations hospitalières.

Si on s'en tient à cet aspect formel, les manifestations publiques ont eu un écho favorable sur la prise en compte de la sécurité dans l'hôpital camerounais. Celle-ci devient aux dires de l'autorité en charge, un droit et non une faveur. Et même depuis lors, le personnel médical est soumis aux séminaires de sensibilisation sur la nécessité de prendre en compte le patient dans sa globalité. La semaine scientifique sur la sécurité à l'hôpital organisée les 20-22 septembre 2018 à l'hôpital Laquintinie (celui-là même

[57] Extrait du discours du Ministre camerounais de la santé publique après les premières manifestations publiques liées à l'insécurité.

[58] La prise en charge est le problème central décrié dans les hôpitaux camerounais.

qui a été le théâtre de l'une des deux affaires étudiées) atteste de la prise en compte des nouvelles attentes et priorités du public.

Existe-t-il d'autres textes qui régulent la matière ? « À ma connaissance, non » nous lance énergiquement un responsable du ministère de la Santé publique[59]. Dans tous les cas, renchérit-il les seules directives encadrent toutes les activités de l'hôpital et suffisent pour donner un nouveau visage. Peut-on alors conclure qu'un nouvel hôpital est né au Cameroun ? « *On ne change pas une société par décret* », l'esquisse de dispositif juridique est en place, les nouvelles priorités mises au-devant de la scène, pourtant il ne semble pas clairement avéré que tout ceci a fortement impacté sur les vielles habitudes.

III- LE CONTEXTE CAMEROUNAIS ACTUEL

Par contexte actuel, nous entendons l'ensemble des conditions ou des indicateurs (social, culturel, économique…) qui permettent de caractériser un fait social en l'occurrence le phénomène étudié. La sécurité dans les hôpitaux camerounais a suscité l'émoi des populations et de la société civile. Un certain nombre de mesures ont été adoptées par les pouvoirs publics mais qu'en est-il exactement sur le terrain aujourd'hui (1) et, qu'en sera-t-il dans un avenir plus moins lointain (2).

1- La situation sur le terrain

« *Les valeurs cardinales de tout système de santé, équité, humanisme et justice sociale sont devenus vains dans cette jungle du secteur marchand de la santé au Cameroun* »[60]. Il en ressort clairement de cet extrait que l'assainissement engagé n'a pas porté les fruits souhaités (s'il avait même été destiné à les porter). La disparition des bébés poursuit son chemin. Au-delà, de l'affaire Vanessa Tchatchou, la presse a encore relayé le rapt d'un nouveau-né, quelques minutes seulement « …*après son premier cri sur la terre des hommes* » dans un hôpital appartenant à la police et situé dans ses locaux[61].

---

[59] Le propos est recueilli lors d'un entretien mais le responsable de la santé requiert l'anonymat.

[60] County E., « Service public hospitalier et valeurs hospitalières. Histoire dépassée ou modernité ? », www.researchgate.net, consulté le 17 octobre 2018 à 14h26.

[61] Le problème est d'autant plus complexe que l'hôpital de la police devait assurer toutes les garanties de sécurité.

En Novembre 2014, c'est l'hôpital Sainte Odile d'Edéa qui défraie la chronique. « *Selon les témoignages, les preuves collectées et les familles rencontrées...le coup a été soigneusement conspiré par les auteurs* ». En effet, deux femmes enceintes ayant déjà reçu plusieurs confirmations échographiques d'être porteuses de jumeaux ne recevront qu'un seul enfant à la naissance[62].

Le contexte camerounais relativement à la sécurité du nouveau-né reste ainsi marqué par « *une sous-estimation cynique de la valeur humaine* ». Les cas ici énumérés et ayant fait la Une et intéressé également la société ne constituent que la face cachée de l'iceberg. Beaucoup d'autres ne reçoivent l'attention d'aucun média susceptible de porter haut leur cause. Le vol de bébés, n'est qu'une des illustrations symptomatiques du niveau de dépravation de la société camerounaise. Celle-ci se révèle également (encore et toujours), à travers l'administration des soins et la prise en charge des patients. « *Les services et soins de santé offerts...se négocient comme de simples produits de consommation courante dans un environnement où n'existent ni contrôle de qualité, ni contrôle de prix* », ni assurance maladie. Les camerounais ne reçoivent toujours pas les soins et services de qualité, encore moins la sécurité à laquelle ils aspirent légitimement.

Cette dérive vient du fait qu'il n'existe aucun système d'assurance maladie, un personnel soignant largement déficitaire et soumis aux conditions de travail et à une rémunération inappropriée[63]. « *Les Directives du ministre sont pleines de bonnes intentions ; mais elles butent sur le déficit criard en personnel soignant et au système de gouvernance très centralisé* », nous a confié un responsable du ministère de la Santé publique. Toutefois, les initiatives se poursuivent pour un hôpital camerounais plus décent.

2- Les perspectives d'avenir

Nous entendons par perspectives d'avenir l'ensemble des traits qui se dessinent autour du problème de la sécurité à l'hôpital. Il s'agit des aspects à travers lesquels, on envisagerait le problème à plus ou moins long terme. Ce sont tous les débats et les grandes orientations qui, éventuellement,

[62] CAMER BE, site d'information camerounais en ligne, 08 avril 2015.

[63] Entretien avec une autorité de la santé à Dschang ayant requis l'anonymat.

donneront une forme à la sécurité des patients dans les établissements hospitaliers camerounais.

Sur le plan formel, le système de santé camerounais entre progressivement dans ce que l'on appelle *« Financement basé sur la performance »* dans lequel, les établissements sanitaires seront soumis à une évaluation et un suivi réguliers. En fait, la norme qualité/sécurité sera mise en avant dans la répartition des subventions. Les pouvoirs publics semblent donc désormais soucieux du problème. Ainsi, profitant de la cérémonie de lancement du mois de la prématurité le 16 novembre 2017 à Yaoundé, le ministre camerounais de la Santé publique a annoncé un certain nombre de mesures qui sauveront l'image de l'institution hôpital. *« Les pouvoirs publics, a-t-il précisé, ont marre de suivre la presse relayer des informations qui portent sur les cas de vol de bébés ».* Les nouveau-nés porteront désormais, selon le ministre, un bracelet de sécurité et leurs empreintes digitales seront prises à la naissance. Une redéfinition du rôle des pouvoirs publics dans l'assainissement du système de santé camerounais.

Il y a aussi les hommes politiques dont les discours ces derniers temps rappellent l'urgence de faire adhérer les camerounais aux mutuelles de santé, concrétiser les mécanismes d'assurance maladie pour tous. La question de la sécurité à l'hôpital, vue sous toutes ses facettes, occupe désormais une place prépondérante dans l'espace public. Ce qui démontre une prise de conscience des enjeux sanitaires ; lesquels enjeux tournent autour des attentes nouvelles de la société civile, surtout des médias qui obligent l'institution hôpital à s'ouvrir sur l'extérieur et à reconsidérer son rôle en faveur du social.

Le chapitre avait pour objectif de retracer la sociogenèse de la sécurité des patients à l'hôpital. Il y était question de ressortir les grandes étapes qui ont marqué la pratique depuis la genèse jusqu'à la mise en forme actuelle. Les premiers moments, sont issus des revendications populaires, de la pression de la « rue », des nouvelles attentes que les populations font connaître aux pouvoirs publics qui rationalisent et formalisent en dispositifs juridiques. L'exemple de la France nous a servi de grille pour, lire et décrypter la sécurité à l'hôpital dans l'espace public camerounais. L'hôpital camerounais doit aussi rendre compte de sa relation humaine avec le patient.

Cette mesure de performance se fera sous les indicateurs tels les résultats dans l'administration des soins, dans les produits mais surtout l'équité, la protection des patients…

CHAPITRE 2 : DE LA COMMUNICATION DE CRISE AUX RELATIONS PUBLIQUES DE CRISE : EVOLUTION EPISTEMOLOGIQUE ET DES PRATIQUES PROFESSIONNELLES.

La crise peut être sommairement définie comme tout évènement qui survient brusquement et déstabilise une organisation (une association, un État, une entreprise, une collectivité territoriale décentralisée...) en lui faisant perdre les repères. La gestion de celle-ci est alors cette méthodologie d'actions mises sur pied en vue de trouver des solutions adéquates. Elle permet de préparer, analyser de manière prospective les différentes réactions. Elle assure la protection c'est-à-dire, la réduction des effets y afférents. C'est l'alerte, l'intervention coordonnée des secours et l'analyse rétrospective des effets. Elle dispose alors d'un ensemble de stratégies parmi lesquelles, la mise en place des dispositifs d'une communication toute particulière.

> « Face à la complexité des crises, à la défiance des publics, la vitesse de propagation des informations, à la structure protéiforme de l'opinion, la communication en situation de crise ne peut plus se satisfaire d'une réponse linéaire, mécanique mais demande une approche nouvelle en phase avec les nouveaux paradigmes de la société »[64].

La communication efficace[65] devient dans ce cas un procédé, un outil fondamental de gestion et de résolution afin de minimiser les dégâts survenus avant et après. Quelles sont les attitudes et les approches communicationnelles recommandées, pour mieux faire face à une situation de crise ? En quoi celles-ci diffèrent-elles de la communication prise dans son acception globale ?

[64]Jerémy R., « Pour une géographie de la gestion de crise : de l'accessibilité aux soins d'urgence à la vulnérabilité du territoire à Lima », httpt//tel.archives-ouvertes.fr/, consulté le 13 novembre 2018 à 13h25

[65] Par communication efficace ici, il faut entendre celle qui atteint les objectifs fixés.

I. COMMUNICATION DE CRISE ; COMMUNICATION EN SITUATION DE CRISE

1-Les fondements de la communication en temps de crise

La notion de fondement renvoie à la base, aux éléments sur lesquels s'appuie tout le reste. Ce sont les principes par lesquels se fonde un système ou une pratique[66]. Appliqué au domaine de la communication, la période critique, la situation d'urgence, celle pendant laquelle l'association ou toute organisation est dans un contexte de pression extrême nécessité, un dispositif communicationnel particulier. Ce dispositif (principes et méthodes, acteurs et stratégies…) dont les schémas de gestion ne sont plus exactement identiques à la praxis traditionnelle (la communication en temps apaisé), vise à s'attaquer à une situation trouble aux conséquences imprévisibles.

a/Les missions et les méthodes de la communication de crise

- Les missions

Une crise, nous l'avions mentionné, crée non seulement un effet de surprise troublante qui entraine l'instabilité au sein d'une organisation mais aussi, des circonstances menaçantes. Elle nécessite alors une réaction rapide, urgente et appropriée de la part de ceux qui sont supposés la gérer. La communication de crise qui est un des leviers parmi les modes habituels de gestion a ainsi pour rôle d'accompagner, de participer à la gestion. « La communication de crise doit accompagner et dicter en partie la gestion sur l'ensemble des enjeux que recouvre une crise et ses impacts »[67]. Il y a lieu de rappeler ici que, toute situation de crise implique 5 niveaux d'intervention appelés disciplines : les opérations de secours, les secours médicaux, la gestion du lieu d'urgence, l'appui logistique et surtout l'information (qui nous concerne) au sens large du terme. La crise devient dans ce cas un « sujet médiatique porteur »[68]. *« La crise ouvre un espace médiatique duquel on n'est pas* maître et dans lequel il s'agit absolument de

---

[66] Voir Dictionnaire Larousse

[67] Delouvrier M., « Communication de crise : de la relation à la légitimité », *Magazine de la communication de crise et sensible*, juin 2016, pp. 35-42.

[68] Haberey V., « L'enjeu communicationnel dans le système hospitalier », *Recherche en soins infirmiers*, 115(4), 2013, pp.46-57.

se positionner ou plutôt d'imposer son *propre message »*[69]. Il faut expliquer l'évènement, identifier ses causes et ses répercussions, recevoir, envoyer des annonces, « fournir un cadre spécifique permettant de réduire les dommages de manière honnête, rapide et précise »[70].

Et tout ceci repose sur une éthique qui n'est pas exactement la même dans une situation normale. La communication en temps de crise dispose ainsi des méthodes autres que celles de la communication « *normale* ».

- Les méthodes

Si par méthode, nous entendons la manière de conduire et d'exprimer sa pensée, on note d'emblée une sorte d'obsolescence de l'existant qui consistait en une vision mécanique et brutale de la communication. Les attendus de la communication changent de paradigmes : *« la légitimité ne se trouve plus dans les mots mais dans les actes liés à la gestion de la crise et la relation avec les personnes impactées* ». Etablir la confiance va désormais largement au-delà du modèle de Lasswell[71], elle exige une réponse relationnelle qui ne s'arrête pas aux aspects médiatiques mais, accompagne toutes les phases de la crise. Le nouvel espace impose les nouvelles règles qui structurent les interactions sociales et oblige l'organisation en question à réajuster ses discours, ses modes de diffusion de l'information, ses valeurs affichées.

La communication n'est plus simplement un transfert d'informations ou une quelconque manipulation, c'est un « *discours de connaissances* »[72]. L'argumentation dans ce cadre n'a plus pour objectif de transmettre ou de faire partager une information mais une opinion qui est celle de l'organisation en crise[73]. Les dispositifs connus dans la communication classique ne sont plus sollicités. Dans une situation de crise, les organisations s'inscrivent dans une communication « *transparente* » ou tout au moins tendant vers la « *transparence* »[74]. La nouvelle orientation obéit à

[69]Idem.

[70]Reynolds J., Seeger W., « Crisis and emergency risk communication as an integrative model", *Journal of health communication,* 2005.

[71] C'est une théorie classique de la communication dont l'intérêt tient à ce qu'elle dépasse la simple problématique de la transmission du message.

[72] Le discours de connaissance basé sur les faits est en opposition au discours d'interprétation.

[73] Breton P., *L'argumentation dans la communication*, Editions La Découverte, 2001, p.27.

[74]Asdourian B., Communication, relation et médias sociaux : étude du cas de la sensibilisation aux feux de forêt, Thèse de Doctorat, Université Aix-en-Provence, 2010, p 27.

l'idée selon laquelle, *« le modèle fondé sur la loyauté peut produire plus d'effets que le modèle basé sur le profit à court terme »* notamment, celui de la communication en absence de crise. Il existe ainsi des écarts substantiels entre la communication de crise et celle faite en absence de crise surtout que dans le premier cas l'organisation est dans l'urgence et médias s'en mêlent. La communication balistique[75] linéaire n'apporte plus de solutions dans une situation de confusion où les médias (tous genres confondus) et autres acteurs font leur entrée en scène.

La communication de crise repose alors sur le combat dont, l'objectif est de défendre de multiples domaines notamment, les domaines pour lesquels la légitimité est remise en cause, ceux où tout est perdu d'avance, les domaines où la légitimité reste acquise pendant la crise et ceux qu'il faudra reconquérir[76].

b/Les acteurs de la communication de crise et les stratégies mises sur pied

- Les acteurs

Si la logique médiatique traditionnelle se sert toujours du « *two-step flow* », la nouvelle orientation a adopté un autre paradigme[77]. Il n'y a plus un seul public mais des publics qui deviennent acteurs[78]. Par acteur ici, nous entendons, toute personne qui participe activement à une entreprise, qui joue un rôle effectif dans une affaire ou un évènement. Il ne suffit donc plus de s'adresser aux médias, de convaincre les leaders d'opinion comme auparavant. Le contrat communicationnel en situation d'urgence a muté dans une construction qui implique de nombreux acteurs.

> « Plutôt qu'une communication de masse ou médiatique, la communication de crise devra s'adapter de plus en plus finement aux différents publics, parfaitement différenciés par strates »[79].

[75] Il s'agit de la communication franche qui ne cache aucun aspect de la crise.

[76]Delouvrier M., « Communication de crise : de la relation à la légitimité », *Magazine de la communication de crise et sensible*, juin 2016, pp. 35-42.

[77] Katz E., Lazarsfed P., sont ceux là qui developpèrent la théorie de la communication à double étage, lire Influence personnel, *Revues.org-OpenEdition*,1955.

[78] Heiderich D.,Maroun N., « Relations publiques de crise : une nouvelle approche structurale de la communication en situation de crise et sensible », Synthèse des travaux de l'observatoire international des crises, *Magazine de la communication de crise et sensible*, janvier 2004, pp. 35-52.

[79] Idem P. 51.

Les simples publics, les parties prenantes, les alliés et les adversaires pour certains auteurs, les acteurs dominants et ceux en retrait pour d'autres[80]. Les acteurs en jeu sont ainsi si hétérogènes que même les qualificatifs les désignant varient en fonction des analystes. Myriam Delouvrier parle de public impacté, public impliqué, public concerné, public commentateur, public observateur et public apathique. Dans le cas de l'hôpital par exemple, Olivier Moch y réfléchissant distingue les hommes et les femmes, les jeunes et les âgés, les malades et les non malades, les marginaux, les populations étrangères[81]...À cette « patientèle », il ajoute les fournisseurs et les médias. Le même auteur propose toujours pour l'hôpital, une autre classification très intéressante en termes de publics externes et publics internes avec de multiples variantes.

Schéma de classification des publics au sein des hôpitaux

Statut	**Publics internes**	**Publics externes**
Les patients	Patients	
Les non patients	Personnel (toutes catégories confondues)	Presse Prestataires Public général Pouvoirs publics Fournisseurs

Source : auteur sur inspiration de Moch O.

Cette classification selon l'auteur permet de prioriser certains publics au détriment d'autres, en fonction des intérêts de chacun d'eux. L'idée qui prédomine est que l'approche « two-step flow » des publics « impactés-impactants » priorise une vision hiérarchique très peu appropriée en communication de crise. Or, la communication vis-à-vis de chacune des strates nécessite des stratégies appropriées.

[80] Lire la classification de Moch O., « La communication hospitalière », op.cit.
[81]Idem.

Tableau des publics

Public	Signification	Modalités relationnelles
Publics prioritaires :	Relations publiques	Crise
Privés	Publics directement parties prenantes de la crise (ex : victimes, services de l'État impliqués)	Relation prioritaire, directe cherchant à bâtir la confiance
Protégés	Les groupes sociaux en prise avec la crise et dont l'influence est conséquente sur la crise (voisinage, employés, financiers…)	Relation de groupes spécifiques et personnalisée cherchant à obtenir des alliés
Concernés	Publics en proximité socioculturelle avec la crise (fournisseurs, organisation politique…)	Information spécifique visant à réduire le champ d'intervention des opposants
Publics secondaires	Communication de crise	Balistique
Commentateurs	Publics non impactés mais qui vont commenter la crise et la communication y relative	Publics à mettre sous surveillance afin de limiter les effets de masse
Observateurs	Publics spectateurs de la crise	Publics à surveiller mais n'étant la cible d'aucune information spécifique
Apathiques	Publics sans un intérêt marqué	Publics à ignorer car ne nécessite ni information ni relation

Source : Observatoire international des crises

- Les stratégies

Par stratégie, nous entendons la manière d'élaborer, de diriger, de coordonner les plans d'action afin d'aboutir à un objectif déterminé. Le Dictionnaire Larousse parle de l'art de coordonner des actions, de manœuvrer habilement pour atteindre un but. La stratégie dans la communication de crise est alors, l'ensemble des décisions prises par l'organisation en vue de trouver une issue favorable, à une situation de perturbation de l'activité normale. Sous l'angle communicationnel, le choix de la stratégie dépend fortement de l'évaluation de la situation à travers un certain nombre de critères : le seuil de la connaissance du sujet, le temps, la responsabilité de l'organisation, les risques encourus, la médiatisation...L'organisation qui est dans une situation de tensions susceptibles d'impacter sur son chiffre d'affaire, sur l'écoulement de ses produits ou/et sur la motivation des salariés a le choix entre : la reconnaissance, le projet latéral et contre-attaque ou le refus.

La première stratégie consiste à « reconnaître et accepter la crise et ce, le plus rapidement possible pour maîtriser la situation »[82]. Il s'agit de dénoncer la perturbation en devançant la presse[83]. En règle générale, la reconnaissance s'appuie sur la communication franche, sincère, ferme et claire qui, selon le contexte offre à l'organisation de nombreuses alternatives. L'organisation peut ainsi par exemple, admettre sa responsabilité et assumer les dommages, elle peut exprimer son incompréhension ou élargir la responsabilité à d'autres acteurs...la reconnaissance très souvent évitée par les organisations en crise, offre pourtant la transparence et la crédibilité auprès des publics. Elle permet également d' « éviter une remontée ultérieure d'informations contredisant les premières déclarations »[84].

La deuxième, celle dite du projet latéral ou contre-attaque est selon Thierry Libaert une démarche qualité consistant à « modifier l'angle de vue de la crise », à déplacer le débat à travers différentes pistes :

-contre-attaquer et indexer les concurrents

-orienter la responsabilité vers les pouvoirs publics

-communiquer sur un autre registre...

C'est une technique qui consiste à « déporter la crise en dehors du champ de l'entreprise » mais devrait reposer sur des faits vérifiables au risque de nuire à la réputation de l'entreprise.

[82] C'est une stratégie conseillée par Libaert T. dans sa typologie ci-dessus mentionnée.

[83] Il faut relever que si la presse est en avance sur l'organisation, alors cette dernière perd le contrôle de la gestion du risque.

[84] Idem.

La troisième, le refus consiste à renier la crise. Et quatre scénaris s'offrent à l'organisation :

-garder le silence au début ; une stratégie très souvent sollicitée par les autorités camerounaises.

-avancer le principe du chaînon manquant ; c'est le scénario du pire qui entraîne toujours une perte de crédibilité.

Mais en fait et au-delà de tout ce panorama, il n'y a pas de stratégie miracle, celle offrant à l'organisation un résultat prévisible. De nombreux autres procédés de résolution peuvent être sollicités à l'instar de la stratégie de scénarisation dont l'objectif est de « repérer les conséquences de la crise à moyen et long terme »[85].

La communication de crise accompagne toutes les phases de la gestion jusqu 'à la cicatrisation. Elle repose ainsi sur un ensemble de théories plus spécifiques allant au-delà de celles qui régissent la communication « apaisée ». Elle est aussi fonction des enjeux particuliers.

1- Les théories et les enjeux de la communication de crise

a. Les théories

Dans le langage courant, une théorie est une connaissance fondée sur la spéculation et sur laquelle on s'appuie pour des réalisations d'ordre pratique. Le Dictionnaire Médiatico la définit comme un ensemble de concepts, de lois, de théorèmes d'un système scientifique. Il s'agit donc d'un ensemble d'idées qui expliquent et justifient un domaine particulier de la science. La communication a toujours mobilisé les chercheurs dans un souci de formalisation et elle n'a cessé d'être modélisée en schémas. De la théorie de l'information à l'interactionnisme, le modèle de la médiation...la communication s'est construite une base théorique stable qui oriente les recherches[86].

La communication de crise, une des spécialisations nouvelles de cette discipline, n'a pas fait fi de cet héritage. Elle y a toutefois ajouté d'autres théories plus spécifiques qui décrivent, expliquent, et recommandent

[85] Lire pour plus de connaissances le concept de meilleures pratiques de Seeger, 2006.

[86] Aim O.,Billiet S., *Communication*, DUNOD, 2015.

comment et pourquoi communiquer lorsqu'une organisation fait face à une situation de rupture du fonctionnement normal.

Les théories de la communication de crise, s'il faut les appeler ainsi, varient selon les auteurs. On y trouve la théorie dite Image Restoration Therory, la Situational Crisis Communication Theory, la Rhetorical Arena Theory entre autres.

La première, dont le père est le Nord-américain William Bénoit, s'est construite sur « la manière dont les individus et les organisations communiquent et se défendent lorsque leur réputation est menacée »[87]. Aussi l'auteur propose t-il de multiples stratégies de défense susceptibles de réparer une réputation qui aurait été endommagée.

La deuxième, la Situational Crisis Communication s'interroge sur « le rôle de la communication dans la protection de la réputation d'une organisation en crise »[88]. T. Combs qui en est le porteur bâtit son approche à partir d'un questionnement simple : à quel point l'organisation est-elle responsable de la crise ? Il détermine ainsi la part de responsabilité des différents acteurs pour ensuite « ...proposer les stratégies de réponse les plus adéquates » à minimiser l'atteinte à la réputation. Ces stratégies de réponse qui vont de la « réponse initiale » (instruction et information d'adaptation), à l'instauration d'un climat de contrôle de la crise varient selon le type de crise, ses facteurs d'amplification et le degré de menaces qui pèsent sur l'organisation. Appliqué à l'exercice concret de résolution d'une crise, les stratégies réponse dans l'affaire « kOUMATEKE » ne seraient pas nécessairement identiques à celles de l'affaire « Tchatchoua », bien que les deux relèvent du secteur hospitalier.

La troisième, la Rhetorical Arena Theory de F. Frandsen et W. Johansen «...reproche aux autres de ne pas prendre suffisamment en compte la complexité des crises et toutes les « voix » qui communiquent en situation de crise et d'être exclusivement axées sur la communication de crise de l'organisation ».Pourtant, la prise en compte de ces dernières apporte de

---

[87]Lire Accounts, *Excuses and Apologies. A theory of Image Restoration Strategies*, New York: State University of New York Press, 1995.

[88] Combs T., Crisis management and communications, www.instituteforpr.org/topics/management-and-communications/, consulté le 23 septembre 2018 à 17h 25.

nouvelles interprétations sur comment les acteurs interagissent entre eux et entre eux et l'organisation.

De nombreux autres modèles existent pour traiter les mêmes enjeux (le modèle de synthèse de Horsley et Barker, le modèle des dix meilleures pratiques de Seiger)[89].

Le choix dépendant de l'intuition et de la situation sur le terrain, la communication de crise n'obéissant à aucun véritable paradigme.

> « Il n'existe pas de modèle général de réussite, une méthode de communication ayant parfaitement réussie à surmonter une crise au sein d'une entreprise peut échouer rapidement dans une autre organisation pourtant confrontée au même enjeu »[90].

Les enjeux, eux, ne diffèrent pas fondamentalement lorsqu'il faut adopter une approche communicationnelle pour gérer une crise.

2-Les enjeux liés à la communication de crise

Simplement défini, l'enjeu est ce qui est mis en jeu, ce qui est misé[91]. De manière plus approfondie, ce qui sera gagné ou non au terme d'une démarche. Ceci concerne alors ce qui est matériel, palpable (comme de l'argent pour un jeu, un trophée...), autant ce qui est dématérialisé, non palpable. Dans la littérature appropriée, il existe deux types d'enjeux : les enjeux dits opératoires et les enjeux dits symboliques.

Les premiers visent à « ...céder un bien, à accorder ou à solliciter un service ». Il en est de même lorsqu'il faut mobiliser l'opinion sur un évènement.

Les seconds valorisent l'image et permettent par exemple de préserver son territoire, ne pas perdre la face. Ce sont les enjeux identitaires qui fondamentalement structurent la communication visant l'acceptabilité[92]. Nous choisirons la grille d'explication de Charles F. Hermann qui mettait en évidence trois caractéristiques principales dans la définition de toute

[89] C'est un ensemble de modèles qui viennent compléter d'une façon ou d'une autre les modèles standard ci-dessus énumérés..

[90] Heiderich D., "Le net support de la contestation" *Magazine de la communication de crise et sensible*, 2000 P75.

[91]Dictionnaire LAROUSSE.

[92] L'acceptabilité ici renvoie au fait de fluidifier les relations locales surtout lorsqu'il s'agit de l'implantation des projets industriels.

crise : la menace, le temps de réponse court et l'effet de surprise. La crise se distingue alors des autres évènements par le caractère peu probable, la menace à la viabilité, la prise de décision rapide. Aussi relève t-on des enjeux tels la gestion du temps, la tonalité de la communication et la cohérence des messages.

-La gestion du temps[93]

C'est la première contrainte en matière de gestion de crise. Il faut rappeler ici que l'on ne parle véritablement de crise que lorsque les médias s'en saisissent. Leur fonctionnement étant sur un rythme constant (24h/24) ; « il faut donc être capable de répondre à tout moment, en toutes circonstances aux exigences extérieures ». Il ne faut pas sous-estimer la vitesse de circulation des informations ; tout au contraire, il faut s'y arrimer surtout dans l'environnement actuel où les médias se sont enrichis de l'instantanéité.

-La tonalité de la communication

C'est le choix des mots, du moment et des moyens de communication qui pourraient permettre la sortie de crise et surtout la protection de la réputation parfois si durement construite. Ceci d'autant plus que l'accès des médias aux technologies de l'information et de la communication a rendu impossible le contrôle des contenus médiatiques. Il faut un discours qui permette de ne pas perdre l'initiative, de contribuer au retour à la normale[94]. La crise ouvre un espace médiatique tout particulier ; aussi le message doit être conçu tel qu'il rassure toutes les parties.

-La cohérence des messages

« La communication de crise ne se préoccupe pas exclusivement de caméras, de communiqués de presse et de réseaux sociaux. Elle se mêle de la relation entre groupes sociaux et entre individus… »[95]. Elle ne doit en

[93] L'expression est tirée d'un sous-titre d'un article portant le même nom , www.notabene.asso.fr

[94]Cros R., Gauthier S., « LES impératifs hypothétiques d'une communication de crise réussie », www/hal.archives-ouvertes.fr/hal-00556617, 24 octobre 2018 à 10h 30.

[95]Delouvrier M., Heiderich D., « Communication de crise ; de la relation à la légitimité », *Magazine de la communication sensible,* 2010.

aucun cas se limiter aux tweets[96], aux messages clés. Elle ne doit pas se contredire plutôt, apporter des suppléments susceptibles d'éclairer davantage les parties. Il faut une parfaite cohérence entre toutes les communications dans le respect des publics. Dès lors, réapparait le rôle de la logique communicationnelle qui veut que le message soit un bien symbolique commun, bien formulé et tendant à informer c'est-à-dire, à répondre aux questions que se posent les publics.

II- COMMUNICATION DE CRISE. RELATIONS PUBLIQUES DE CRISE

Didier Heiderich est l'un de ceux qui ont le plus systématisé la transition entre la communication de crise telle que développée ci-dessus, et cette nouvelle approche qui cadre avec les réalités nouvelles de notre environnement existentiel[97].

1-Une nouvelle approche de la communication

Le syncrétisme communicationnel « empathie/reconnaissance/action/rendez-vous » est désormais dépassé. Les victimes de la crise ou, disons- le autrement, les publics de la crise ne se satisfont plus d'une explication ; leurs attentes vont au-delà.

« Ce qui leur importe, c'est une prise en considération réelle de leur situation ». Nous sommes ainsi en face, le soulignait le même expert, d'une « nouvelle péréquation de la communication en situation de crise », parce que les publics contemporains ne sont plus seulement de simples récepteurs d'une communication préalablement conçue. Aujourd'hui, ils décryptent les contenus médiatiques, analysent les apparitions médiatiques, produisent l'information.

Cette défiance grandissante, cette mutation environnementale, caractérisées par les exigences de « proximité, de vérité, d'authenticité »

[96] Terme très souvent utilisé dans le cadre des nouveaux médias pour désigner un court message posté sur le web et destiné aux abonnés.

[97] Heiderich D.,Maroun N., « Relations publiques de crise : une nouvelle approche structurale de la communication en situation de crise et sensible », Synthèse des travaux de l'observatoire international des crises, *Magazine de la communication de crise et sensible*, janvier 2004, pp. 35-52.

ont rendu la communication de crise balistique inopérante en partie. Un nouveau contrat communicationnel est apparu. Celui-ci basé sur la relation afin de regagner les publics. Des publics qui ne sont plus des cibles mais, des parties prenantes de l'espace communicationnel.

Les relations publiques de crise semblent de ce fait plus efficaces, parce qu'elles déminent l' « ensemble de terrain de crise, dans une cohérence et une planification de chaque action de communication, depuis les relations individuelles jusqu'aux opérations de communication destinées au grand public »[98]. Elles intègrent aux dires de l'auteur, « l'ensemble des opérations de communication réalisées vers les publics de la crise ». Elles accompagnent de bout en bout la gestion de la crise dans toutes les étapes. Elles semblent plus en phase avec le monde numérique dont le maître-mot est la réactivité. Il s'agit de nouvelles modalités relationnelles pour une communication sincère, vraie, proche, authentique, dans un monde qui a connu la naissance d'un nouveau pouvoir, celui d'internet produisant des effets culturels et sociaux jamais vécus auparavant. Contrairement à la communication de crise, enfant naturel de la démocratie d'autorité, les relations publiques de crise optent pour la démocratie d'influence. Elles ne viennent pas exclusivement résoudre un problème qui surgit ; ceci à travers les communiqués de presse, les interpellations ou autres passages orchestrés dans les médias. C'est une nouvelle conception de la communication sensible qui repose sur des méthodes si non inédites, au moins fondamentalement reformées.

2-Les méthodes des Relations Publiques de crise

Peut-on au regard des développements antérieurs, conclure que la communication de crise et ses outils actuels d'analyse sont dépassés et inutiles ? Loin s'en faut. Il faut tout de même noter que, le monde du travail a connu des mutations avec l'émergence du « tout numérique » et des réseaux d'information qui obligent à adopter un renouveau managérial. Celui-ci basé sur une nouvelle série de valeurs et une approche différente, à un changement de focale et des modèles de pensées plus ouverts.

[98]Bunard S., « Cyber crise et comportement des internautes », www.bunard.com, consulté le 17 juillet 2018 à 16h26.

Les relations publiques de crise repose alors sur « les nouvelles modalités relationnelles »[99] dans la communication globale, « plus proche, plus vraie, plus authentique », plus apaisée et susceptible de refonder la relation, de regagner la confiance. Les relations publiques de crise sont si l'on s'en tient à cette vision, plus « ...discrètes, plus en phase avec les publics légitimes, moins sujettes aux commentaires » [100] . « Enfant naturel » [101] de la communication sensible [102] , elles supposent un assainissement global et permanent de l'espace communicationnel, non pas seulement au moment où naît la crise mais aussi avant et après.

Didier Heiderich parle de réinventer la communication en situation de crise par sept principes qui « ...animent cette volonté de dépasser la communication de crise pour créer une approche nouvelle ».

-**Etre déterminé** : ce qui pour l'auteur renvoie la détermination à innover d'autant plus que le monde a connu des transformations immenses, les publics aussi. Par conséquent, les dispositifs classiques tels l'anticipation, la cohérence du langage, la prise de parole en public...ne cadrent plus avec les réalités d'aujourd'hui.

-**Analyser les mutations sociales** : les changements sociétaux que le monde vit depuis quelques décennies nécessitent un « réexamen en profondeur de la société et de son rapport à la communication ». Anticiper les changements comme cela se faisait n'apporte plus de solutions viables.

-**Poser un regard différent sur le monde** : ce monde qui change, qui construit de nouveaux paradigmes suppose une réponse une réponse communicationnelle plus adaptée, plus complexe. Les relations publiques de crise demandent alors, contrairement à la communication de crise, d' « ...explorer de nouveaux territoires et de sortir des sentiers existants ».

---

[99] Libaert T., « Une nouvelle vision des relations publiques : « Flow PR *», Magazine de la Communication de crise et sensible*, mars 2010.

[100] Idem.

[101] Ibid.

[102] Il s'agit d'une nouvelle approche de la communication crée par l'Observatoire international des crises pour défendre les intérêts de l'entreprise, ses dirigeants ou son image lorsque ceux-ci sont mis en cause ou risquent de l'être.

-Explorer : qui signifie aux dires de l'auteur, emprunter à d'autres disciplines comme la sociologie, la sémiotique, la psychologie, l'analyse des médias…afin de rassembler tous les talents dans la nouvelle approche.

-Repenser la relation avec les publics : qui naguère récepteurs sont désormais co-auteurs de la communication en temps de crise. C'est à eux que s'adressent les schémas communicationnels. Il est donc nécessaire de « se saisir des publics, les comprendre, mieux les distinguer, appréhender leurs émotions et perceptions dans leur contexte social ». Une volonté de rapprochement qui se justifie par le souci ardent de « légitimer » la relation.

-Conjuguer réactivité et horizon stratégique : la communication, souligne l'auteur, est concurrencée par la vitesse de l'information et les mutations rapides et permanentes de la société. Elle vit de plus en plus dans l'urgence. On parle de l'extrême temporalité des stratégies de communication. Bref, elles deviennent plus opérationnelles et stratégiques lorsqu'on se rappelle qu'aux risques traditionnels, s'ajoutent de nouveaux enjeux liés aux TIC.

-Dépasser l'expertise : « l'expertise doit se redéfinir comme un point nodal » parce que l'expert en « com de crise » ne peut plus faire face seul à toutes les facettes d'une crise. L'expert en « RP de crise » se sert de nombreux talents et savoirs extérieurs dans une approche ouverte sur le monde. La nouvelle approche engendre ainsi, nous l'observons, d'innombrables conséquences à tous les niveaux. Et l'environnement hospitalier, objet de cette étude ne pouvait être épargné.

III- LA COMMUNICATION EN SITUATION DE CRISE EN MILIEU HOSPITALIER

La crise, nous l'avions maintes fois mentionné dans nos développements, est un « sujet médiatique porteur »[103], si porteur que très souvent, ce sont les médias qui s'en saisissent en premier, bien avant les secours et, bien avant les gestionnaires[104]. Il en de même à l'hôpital que dans

---

[103] Moch O., « La communication hospitalière ; utile ou nécessaire », op.cit.

[104] Il faut relever que très souvent, les gestionnaires apprennent la crise à travers les médias comme toutes autres personnes. L'exemple de la catastrophe ferroviaire d'Eséka en octobre 2016 est une illustration parfaite.

les autres institutions bien que, l'environnement hospitalier soit une exception au sein des organisations de services.

1-L'hôpital, une exception notable au sein des organisations de services

Qu'est-ce qu'un hôpital ? L'hôpital est-il une entreprise, une association caritative ou une administration publique ? Un questionnement aussi trivial peut paraître banal, insignifiant. Pourtant, il suscite de nombreuses controverses au sein des chercheurs. La littérature qui y est consacrée traduit « des conceptions différentes de l'hôpital et de la prestation hospitalière ». Le premier groupe envisage l'hôpital comme une entreprise au même titre que les autres. Ce qui renvoie l'image de « l'hôpital comme fonction de production »[105]. Cette tendance que l'on qualifie d' « économie de la santé » emprunte directement à la théorie économique standard et ne fait aucune différence entre la production automobile, s'il faut prendre l'exemple de Faridah D., et la production de santé. « Il s'agit dans les deux cas de combiner les facteurs de production (acier, plastique, travail…) pour l'automobile et les « soins médicaux » pour la santé »[106]. L'environnement hospitalier peut ainsi être schématisé mathématiquement comme cela se fait dans les autres secteurs d'activités et donner par exemple, S : g(m), S étant la production de santé pendant que g les soins médicaux. Une approche qui associe l'hôpital au modèle producteur-consommateur assimilable à toute autre entreprise marchande. L'hôpital et l'entreprise commerciale sont, aux dires de ces auteurs, « presque » similaires parce que partageant de nombreux points essentiels.

Toutefois, le « survey » de cette littérature démontre que les auteurs, bien qu'affirmant que l'hôpital est une entreprise, le présentent comme une exception notable. Dans *L'hôpital à cœur ouvert*[107], Martin Hirsch ayant soulevé la convergence entre la gestion de l'hôpital et le salon de coiffure, arrive paradoxalement à la conclusion selon laquelle « l'hôpital n'est pas une entreprise, au sens où il ne sert pas un objectif économique mais est au service du patient ». L'objet au cœur de la gestion ici est particulier, c'est

[105]Faridah D., « De l'hôpital fonction production à l'hôpital service. Les différentes facettes de l'innovation hospitalière », *Revue française des Affaires sociales*, 2004/2 , pp.228-248, p.244.
[106] Idem.
[107]Hirsch M., *L'hôpital à cœur ouvert*, Editions Stock, 2017, P. 179.

un objet « vivant », « amené ». Vu sous cet angle, le second groupe d'auteurs pensent que l'hôpital est plutôt un cas particulier auquel il est difficile d'appliquer les règles classiques ou tout au moins l'entièreté de celles-ci. L'histoire de l'hôpital en elle-même ressort nettement le caractère particulier de cette organisation dans ses aspects de « service public » et de « solidarités de proximités ». Cette organisation n'est pas comparable à un salon de coiffure ou à une industrie de fabrication d'un produit quelconque. L'hôpital est une spécificité dont la finalité ne serait pas d'abord de faire du profit mais de « répondre à un besoin de service pour la collectivité ». C'est une « entreprise sociale » pour reprendre Jacques Attali c'est-à-dire, une entité juridique qui combine les moyens matériels et humains pour produire les biens et services, mais dans un environnement nettement différent de celui des autres activités. Cet environnement peut aussi être soumis aux règles communicationnelles régissant les situations de crise mais des règles qui s'ajustent aux particularités de ce milieu.

2-La communication hospitalière en question

Que l'on se range dans l'un ou l'autre des groupes ci-dessus mentionnés c'est-à-dire, l'hôpital comme entreprise part entière ou l'hôpital comme spécificité à tenir en compte, il n'en demeure pas que la communication joue un rôle prépondérant dans toutes les phases de son fonctionnement. Ceci, d'autant plus que depuis quelques décennies, le paysage des services (même publics) s'arrime à la conjoncture internationale. L'hôpital aujourd'hui, quel que soit le contexte, doit produire, assurer une rentabilité. La communication hospitalière, si nous pouvons l'appeler ainsi, a pour mission de « ...valoriser l'hôpital dans le respect du cadre légal et de la déontologie liée au contexte médical »[108]. Cette communication, poursuit l'auteur, se décline de manière similaire dans toutes les organisations. Toutefois, elle est « ...cadrée par certaines règles imposées, notamment en termes de relations avec les médias, par des organisations comme l'ordre des médecins ou encore par l'interdiction de faire de la publicité ».

C'est alors une communication particulière qui, s'adapte d'abord à une spécificité avant d'assurer la promotion de l'hôpital. C'est une

[108] Olivier Moch, « la communication hospitalière : utile ou nécessaire ? », op.cit.

communication qui veille à ne pas basculer dans le marketing commercial. Il s'agit de ce fait, de distinguer l'information et la publicité dans ce process qui consiste à positionner l'institution-hôpital dans un paysage socio-économique. Le communicateur dans ce cas précis a toujours pour objectif, de vendre l'expertise de l'hôpital, son savoir-faire, ses atouts, fidéliser le public/patient afin de lui « vendre » les soins de santé. C'est cette communication qui est le marketing de l'hôpital (même si le terme parait inapproprié). Et elle repose sur trois axes[109] :

l'attraction du client/patient vers « notre » hôpital plutôt qu'un autre

la construction de la marque de « notre » hôpital

la conservation de son personnel

La communication en situation de crise par conséquent, ne sera pas totalement identique à celle qui s'applique aux organisations ordinaires. Non seulement elle doit tenir compte des barrières socio-juridiques développées plus haut, mais surtout la nature des crises à l'hôpital. Sur ce, il est démontré que les sources des crises en milieu hospitalier sont complexes. De l'accident sanitaire en passant par la catastrophe, l'agression, la fugue et ses conséquences, l'admission d'une personnalité, les mouvements sociaux ou le vol d'un nouveau-né (cf. affaire Vanessa Tchatchou), le décès suite à une négligence (cf. affaire Monique Koumateke)...L'hôpital est « un monde particulier en raison de ses diversités culturelles »[110]. Sa communication, celle en situation de crise en particulier, s'analyse donc « ...au travers d'un enjeu économique et d'un enjeu culturel »[111]. Elle repose certes sur les fondements identiques à toute communication, mais tient compte des valeurs propres au milieu hospitalier.

La communication de crise, nous l'avions démontré tout au long de ce chapitre, n'est pas resté figée. Elle a évolué ces dernières années dans ses méthodes et ses stratégies. Elle fait face à un monde qui innove, un monde dans lequel les technologies révolutionnaires se succèdent et bouleversent les arts de faire. L'audiovisuel et ses rites et rendez-vous, l'infernale vitesse

---

109 Idem.

110 Tome J.P., « les enjeux de la communication à l'hôpital », *Communication et organisation*, n° 1, 1994.

111 Idem.

de l'information due à internet ont fondamentalement bouleversé le corpus de cette discipline, rendant l'équation médiatique en situation de crise un ensemble de « points de suspension ». De la communication de crise aux relations publiques de crise, de l'environnement classique à l'environnement hospitalier, la communication en situation de crise s'adapte et devra encore évolué. Elle ne peut rester conforme aux règles prédéfinies, plutôt elle doit s'inventer au gré du milieu, de la nature de la crise, des évolutions technologiques. Elle subit des transformations pour s'arrimer à l'environnement évolutif. Elle produit des réponses adaptatives qui assurent l'efficacité de ses missions. Comment le Cameroun s'adapte t-il et comment traduit-il cela dans ses pratiques ? Les développements qui suivent nous apporteront des éclairages à propos.

PARTIE II :

LES HOPITAUX CAMEROUNAIS A L'ECOLE DE LA COMMUNICATION DE CRISE

Dans cette partie, nous analyserons la manière dont les autorités camerounaises traduisent en situation concrète, les théories ci-dessus développées, lors des crises observées dans les deux cas Koumateke et Tchatchou. Elle se compose de deux chapitres. Le premier porte sur la mise en scène de l'affaire Monique Koumateke et l'expression d'une communication de crise, tandis le second a pour titre, Rhétoriques de crise ou communication de crise : les leçons de l'affaire Vanessa Tchatchou.

CHAPITRE 3 : LA MISE EN SCENE DE L'AFFAIRE MONIQUE KOUMATEKE ET L'EXPRESSION D'UNE COMMUNICATION DE CRISE

Comment s'y prendre en situation de crise ? Comment gérer les flux informationnels pour apaiser les tensions dans une période trouble ? D. Heiderich pense que la communication de crise, un des leviers dans la gestion de cette dernière, doit répondre à toutes ces instances[112]. Elle doit apporter des réponses à l'inexpliqué, parfois à l'inexplicable. Les crises, souligne l'auteur, crée un mode de consommation de la catastrophe qui transcende l'espace de nos vies, modifie la nature du temps, stimule aussi l'imaginaire. Ainsi, on est plus dans une posture de répondre seulement aux préoccupations légitimes des populations mais, de « construire le réel dans et au-delà du cadre imposé »[113]. Samedi 12 mars 2016, les camerounais découvrent une dame éventrée devant la porte close d'un hôpital public. Les images font le tour du monde et provoquent l'indignation, l'émotion collective qui ont mis en difficulté les autorités camerounaises. Ce chapitre traite de l' « intrusion prégnante d'un réel sublimé »[114] dans le quotidien, il décrypte la manière de communiquer des acteurs administratifs camerounais dans cette affaire.

I- L'AFFAIRE KOUMATEKE, UN INCIDENT GRANDEUR NATURE

En préambule à cette sous-partie, nous rappellerons les faits tels qu'ils se sont produits et comment ils ont conduit à l'incident. Une sorte de chronologie, avant d'évoquer les mesures prises par les officiels en charge du secteur. Nous nous inspirerons des témoignages de certains acteurs clé interrogés et des articles de presse de toutes sortes (écrits ou en ligne) ayant traité le sujet.

---

[112] Heiderich D., « L'incertaine équation médiatique en situation de crise », *Magazine de la communication de crise et sensible,* mars 2010, www.communication-sensible.com, l'auteur explique que toutes les situations de crise, attentats, guérillas...créent une situation incertaine et difficilement maitrisables.
[113] Idem,
[114]Ibid, P ;4

1-Chronologie des évènements

C'est un samedi 12 mars 2016 que l'incident désormais connu sous l'appellation « Affaire Monique KOUMATAKE » a eu lieu. Les camerounais découvrent une de leur compatriote du nom de Koumateke Monique, la trentaine révolue, éventrée devant la porte close d'une salle d'urgence d'un hôpital public de la ville de Douala : l'hôpital Laquintinie, l'un des plus réputé du pays.

En effet, arrivée en urgence « ...dans la malle arrière » d'un taxi, la jeune dame n'aurait pas été prise en charge instantanément alors qu'elle portait une grossesse gémellaire. C'est à la suite qu'une parente faisant partie de son escorte, dans « un geste désespéré » mais de bonne foi, ouvre le ventre au scalpel pour « ...en extirper les fœtus ». Chirurgien d'un jour, l'acte de la dame assisté par le morguier est porté par les plateformes digitales et largement repris par la presse nationale et internationale. Les dispositifs de captation, bien avant la presse traditionnelle, ont filmé la scène de ce samedi 12, et amplifié l'émoi. Les espaces digitaux, watsap et Facebook en particulier, ont démultiplié la vidéo de la « chirurgie occasionnelle » des bébés. Les camerounais de tous bords reçoivent les images de Laquintinie comme « un uppercut lancé sans préliminaires »[115]. S'en suivirent marches de protestations, appels à mobilisation, appels à démission du ministre en charge de la Santé publique, du Directeur de la structure de santé allant jusqu'à celle du chef de l'État.

Comme une éruption volcanique, les plateformes de discussion deviennent des épicentres des polémiques, des contestations. Les camerounais, à l'interne comme à l'externe expriment leur ras le bol. Ils exigent une enquête et des sanctions appropriées. La polémique enfle et les versions se contredisent. Pour le ministre en charge, les responsables de l'hôpital ne portent aucune responsabilité ; dame Koumateke était décédée avant d'être transportée à l'hôpital. Dans un communiqué « truffé de confusions », le ministre adopte la ligne de défense des officiels de responsables de l'hôpital incriminé. Conforté dans cette thèse par le directeur de l'hôpital de Nylon, un quartier de la même ville qui affirme

[115] Journal *Le Jour* du 24 mars 2016

avoir reçu la dame quelques heures avant. Le ministre et ses collaborateurs dédouanent alors l'expertise médicale se servant des médias publics.

Fait inédit, le président de la république sort de sa réserve habituelle et adresse ses condoléances à la famille éprouvée par la voie du gouverneur de la région. Il publie ses émotions *via* son compte officiel Facebook.

Où décède dame Koumateke ? À domicile ou à l'hôpital ? Que s'est-il passé exactement ? La confusion règne autour du lieu et du moment du décès. Ce qui suscite de nombreux commentaires dans les bureaux, les taxis, les chaumières bref, dans l'espace public. La ville de Douala, le pays tout entier, la diaspora sont dans la torpeur et les officiels essaient tant bien que mal d'éclairer « ...brutalement sue l'ensemble des faits ».

De façon succincte, ce que l'on peut retenir de cette affaire en quelques points se résume en ceci : le samedi 12 mars 2016, c'est le décès d'une dame, la trentaine et ses deux bébés qu'elle portait à l'hôpital Laquintinie de Douala, dans des conditions qui frisent l'indignation et qui ont suscité une révolte.

Dimanche 13 mars 2016, une vidéo circule dans les réseaux sociaux, présentant le corps de la dame éventrée suite à une chirurgie de circonstance. L'opinion prend alors fait et cause et s'en suit, un déferlement d'indignation à l'intérieur comme à l'extérieur du pays. L'espace public s'enflamme des discussions et polémiques. La chirurgienne de circonstance, Rose Tacke et son « assistant », le responsable de la morgue, sont mis aux arrêts et relâchés. Les autorités cherchent des explications mais l'onde de choc est immense, les rues sont envahies des citoyens ordinaires, les icones et les hommes politiques s'y mêlent.

2-Les actions menées par les autorités en charge

De la gestion de crise à la communication de crise, nous l'avions mentionné plus haut, il n'y a qu'un pas. La seconde apparaissant dès lors qu'un élément au moins relève de la gestion de l'évènement majeur. Éric Pélisson le soulignait fort opportunément dans ses travaux[116]. En effet, l'auteur énumère les différents cas de figure pour lesquels un évènement nécessite une intervention publique appropriée :

[116]Pélisson E. « La communication de crise des institutions », *Magazine de la communication de crise et sensible*, 2005

soit l'évènement n'était pas prévu ou prévisible

soit il n'existait pas de plan adapté pour y faire face

soit l'institution ciblée est débordée

soit encore la communication est déstabilisée, c'est-à-dire pas rapide, pas complète, pas adaptée.

Plusieurs de ces raisons conjuguées justifient alors la sortie des différents officiels qui pouvaient communiquer autour de cet évènement « Monique Koumateke » : le directeur de l'hôpital Laquintinie, le ministre de tutelle, le gouverneur de la Région, l'Ordre National des Médecins du Cameroun, le chef de l'État. Tous se sont impliqués à des degrés divers dans la gestion de l'accident/drame, une gestion qui supposait la prise en compte des éléments techniques, surtout celle des éléments de sécurité civile afin de minimiser les enjeux. Plusieurs interventions ont ainsi été énumérées.

-d'abord la conférence du ministre de la Santé publique au soir du drame pour dégager la responsabilité tant décriée de l'hôpital dont il assure la tutelle. Par un communiqué largement diffusé et commenté par les médias, il cherche à « ...éclairer brutalement sur l'ensemble des faits...afin d'éviter tout dérapage. Il reconstruit alors les scénarios successifs qui, selon lui ont conduit au drame.

« Dame Koumateke a perdu la vie samedi à Douala...Au 11 mars, sa grossesse était d'un peu plus de trois mois. Donc, elle n'a pas suivi les premières consultations...Elle décède le 12 mars...À 8h du matin hier, sa famille arrive avec elle. Elle est malheureusement dans la malle arrière d'un taxi ». En gros, le ministre affirme qu'elle était décédée avant d'être transportée à l'hôpital.

-Ensuite, le chef de l'État qui, d'abord par la voie de son représentant local, le gouverneur de la Région, adresse les condoléances à la famille éprouvée, puis partage *via* son compte officiel Facebook, ses émotions.

-Il y a eu l'intervention du directeur de l'hôpital de Nylon, un autre hôpital public de la ville de Douala, qui venait au secours de son confrère de Laquintinie (ayant rejeté en bloc toute responsabilité). Selon ce dernier, et en droite ligne avec les propos du ministre, « la parturiente filmée à l'hôpital Laquintinie samedi avait d'abord été conduite dans sa structure, morte ». Selon ce haut responsable, Laquintinie n'avait rien à voir avec le décès de dame Koumateke, « la défunte est passée dans notre formation hospitalière. Et c'est de la morgue de l'hôpital de district de Nylon qu'elle est partie pour l'hôpital Laquintinie ».

-Il y a aussi eu l'intervention de l'Ordre National des Médecins qui a ouvert une enquête tout en stigmatisant les infirmiers qui, selon l'Ordre, constituent le premier niveau du contact entre patient et praticien.

Le tout dans un univers social perturbé par la désolation, l'angoisse des populations, les rumeurs et le désaveu vis-à-vis du système de gouvernance. Il y a lieu de rappeler que quelques mois auparavant, on a recensé le décès de suite de négligence, d'une dame, médecin dans un hôpital public de Yaoundé.

L'objectif de ces interventions était de réduire si ce n'est faire disparaitre les contestations publiques, celles des organes de presse et autres personnalités de la société civile et politique. Pour quels effets ? Les données du terrain confortent la thèse selon laquelle, les officiels en charge n'étaient pas assez préparés pour gérer cette crise notamment sur sous son angle communicationnel.

Voici de façon succincte le tableau de synthèse des territoires de communication des acteurs publics ayant intervenu.

Acteurs	**Phase d'urgence**	**Phase de transition**	**Phase long terme**
Président de la République	En charge de la décision politique (condoléances et post facebook)		
Ministre de la Santé publique	Coordination générale et conduite de la communication	Coordination générale et conduite de la communication	Coordination générale et conduite de la communication
Gouverneur	Assiste la coordination et la conduite de la communication		

Directeurs des hôpitaux Laquintinie et Nylon	Communication technique, relais de la tutelle		
Ordre National des Médecins	Avis non contraignants	Avis non contraignants	

Source : auteur sur inspiration de Suchet[117]

Ce tableau ressort les différents intervenants dans la gestion communicationnelle de la crise, ainsi que les différents niveaux d'intervention et même la portée symbolico-juridique de ces interventions.

Comment les actions menées ont-elles été appréhendées ? Comment la gestion de la crise sous l'angle communicationnel s'est-elle déroulée en rapport avec les canons classiques de l'art de communiquer en situation trouble ? Voici les questions auxquelles devra répondre la section suivante.

II-LES AXES D'ANALYSE DE LA COMMUNICATION

Il y a de cela quelques décennies, Patrick Lagadec définissait encore la crise comme la résultante d'un accident et d'une déstabilisation[118]. Il s'agit alors pour l'auteur, d'un moment où l'organisation traverse des « situations difficiles » qui nécessitent une gestion appropriée. La gestion de crise (s'il faut reprendre l'expression consacrée), consiste « ...principalement à circonscrire rapidement les accidents ou les évènements exceptionnels et à déployer des dispositifs de prise en charge de l'urgence et de la déstabilisation » [119] . Ce qui donne à cette situation, « un caractère exceptionnel, aigu, urgent », très souvent même dramatique. L'enjeu étant ici de ne pas se laisser dépasser par les évènements en mettant sur pied de nombreux dispositifs parmi lesquels, ceux qui gèrent les flux informationnels : l'approche communicationnelle.

L'objectif de cette section sera d'analyser cette dernière approche dans la gestion de l'affaire Koumateke. Ce qui revient à analyser, les différences

[117] Suchet R. , thèse de Doctorat, op.cit. Lui-même inspiré du rapport GT8 du CODIRPA, publié dans *Communication*, janvier 2011, p.17

[118] De nombreux experts ont pu nuancer la définition entre temps, lire Roux-Dufort C., « Comment en est-on arrivé là ? ». Du terrain de crise à la catastrophe », *Le Magazine de la communication et sensible*, octobre 2018

[119] Idem

et les écarts des caractéristiques des discours et autres actes communicationnels tenus à propos, aux caractéristiques de la science y relative. C'est-à-dire relever les écarts, les différences, les conformités entre les procédures prévues et celles réellement appliquées. Bref, identifier les comportements communicationnels des acteurs ayant managé le drame en question. Une comparaison qui se fera autour de trois axes à savoir, les enjeux en communication de crise (1), (2), les stratégies en communication de crise (3) enfin, les théories en communication de crise

1-Les enjeux en communication de crise

Parmi les enjeux en communication de crise, nous avons pointé dans nos développements antérieurs, la gestion du temps, les canaux de communication et la tonalité des messages. Nous nous intéresserons alors à ces trois (03) approches sur le terrain de crise de l'affaire Monique Koumateke.

- **Le délai de communication** : l'interpellation de fond ici est d'analyser le timing de réaction de l'organisation par rapport au moment où l'incident se produit. En effet, dame Koumateke décède autour de 10 heures, le samedi 12 mars 2016, tout au moins, c'est à cette heure-là qu'elle est présentée aux urgences de l'hôpital Laquintinie. Cette étape marque dans nos analyses le début de la crise, son point de départ étant cette chirurgie « extraordinaire » qui met brutalement à nu, les déséquilibres et les anomalies du système de santé camerounais.

À ce stade, on observe un silence du côté des autorités en charge et ce sont les réseaux sociaux qui informent en premier la population. L'organisation a ainsi été lente à communiquer, les « lanceurs d'alerte »[120] ayant pris le relais. Et ce n'est qu'après que le ministre de tutelle intervient dans le souci d'apporter des éclairages nouveaux, inconnus selon lui du public. Il y aussi les tentatives d'éclairages du directeur de l'hôpital Laquintinie, suivie de celle de son collègue de l'hôpital de Nylon[121], comme

[120] Une expression qui s'est vulgarisée avec les réseaux sociaux et, signifie toute personne physique qui révèle ou signale de manière désintéressée et de bonne foi un crime, un délit ou toute autre violation d'un engagement.

[121] Il s'agit d'un autre hôpital public, de moindre envergure de la ville de Douala.

pour venir au secours de son collègue mis en difficulté. Or, la mobilisation populaire était déjà en cours, une certaine information ayant circulé et convaincu apparemment. Le sentiment général qui prédomine est celui d'une perte de contrôle qui oblige les officiels à courir après les évènements. Par conséquent, la pression brouille la capacité d'action et il devient difficile de rester non seulement lucide mais convaincre sur les causes réelles de ce qui s'est produit.

Pourquoi la tutelle a communiqué tardivement (après les médias) ? Avait-elle minimisé l'incident, ou espérait-elle un retournement d'attention comme cela a presque toujours été le cas dans la plupart des drames dans les hôpitaux camerounais. Quoi qu'il en soit, tout s'est passé comme si ceux qui avaient la charge de manager cette affaire ne se sont pas rendu compte que, les innovations techniques actuelles et leurs capacités de mobilisation les mettraient devant l'incertitude et le chaos. Un comportement régulier en situation de crise en contexte camerounais.

-Les canaux de communication : certes, la communication de crise par définition « ...se veut une manœuvre défensive pour convaincre que la légitimité de l'entreprise reste fondée », faudrait-il encore qu'elle se serve des canaux appropriés. Quel était celui ou ceux choisis par les officiels dans l'affaire Koumateke ? Le ministre de tutelle a choisi la voie du communiqué soutenu par des interviews à travers les médias d'État, notamment la radio publique. Les réseaux sociaux rarement, sinon jamais utilisés ; exception faite de l'unique sortie du président de la République à travers son compte officiel Facebook pour exprimer sa désolation. Ils ont même été fustigés. Conséquence : les canaux préférés ne sont pas adaptés, ils sont inadéquats à remplir les objectifs visés [122]. Les dirigeants se sont tournés vers les comportements connus et familiers dans l'espoir de reproduire les solutions déjà expérimentées. Ils ont omis la réalité selon laquelle, les réseaux sociaux étaient, entre temps, devenus le « principal support moderne de la contestation »[123]. Les médias traditionnels jadis utilisés pour éclairer les populations n'apportent plus une visibilité certaine. Les « lanceurs

[122] Comment se servir de la radio publique et croire atteindre la cible, alors que ce sont les réseaux sociaux qui ont fondamentalement servi à mobiliser les masses

[123]Bunard S., « Cybercrise et comportement des internautes. Nouveaux médias, nouvelles menaces », *Magazine de la communication de crise et sensible*, 2000

d'alerte » étaient devenus de véritables vecteurs d'opinion susceptibles (comme ça a été le cas), d'initier le débat à travers une démarche de communication ciblée sur un public qu'ils connaissent parfaitement.

À ce stade de la crise, les officiels auraient utilisé tous les canaux existants, en mettant l'accent sur les nouveaux médias. « Car, l'urgence n'était pas à agir, plutôt à réagir à une version des faits partagée » : dame Koumateke est décédée à la suite d'une autre négligence de plus de notre personnel de santé, à la suite de la défaillance du système de santé. Tout se passe comme si on veut remplir une tâche et s'en débarrasser, on veut jeter une version des faits, non pas à dédramatiser une situation. Des vieux réflexes d'un système autoritaire, centralisé.

-La tonalité du message : les théories de l'attribution en psychologie nous permettent d'expliquer l'attitude des managers de la crise dans leur souci de justifier les déséquilibres. En effet, le ministre en charge de la Santé publique (soutenu par ses collaborateurs), attribue la responsabilité à des causes extérieures, plus précisément des causes sur lesquelles le système de santé n'a aucune influence.

« Au 11 mars, sa grossesse était d'un peu plus de 7 mois. Donc elle n'a pas suivi les premières consultations….Puisqu'elle n'a pas fait d'échographie ».

Ce renvoi à une cause extérieure ou incontrôlable autorise le dédouanement et constitue une échappatoire. Il donne une illusion de compréhension de la part de la population et de contrôle de la situation. Or, la communication sur cet évènement a paru être un vrai cafouillage, une communication qui présente une version aux détails invraisemblables.

« Dame Koumateke serait morte à 4h avant d'arriver dans cet hôpital. Mais l'on ne sait pas où. Son décès aurait été constaté à l'hôpital de Nylon mais la famille aurait décidé d'aller extraire les fœtus à l'hôpital Laquintinie »[124].

Outre la diffusion de cette version pleine de maladresse, les autorités placèrent le morguier et la chirurgienne de circonstance en détention préventive. Ce qui ne contribue pas à éviter l'embrasement social alors

[124] Extrait du communiqué du ministre camerounais en charge de la Santé publique relatif à l'incident.

même que, l'opinion a pris fait et cause pour la version circulant dans les réseaux sociaux. On observe des managers peu habitués aux situations de crise dans « un pays réputé calme sinon l'indulgence de ses citoyens »[125].

Les messages distillés par l'autorité ne réussissent pas à apaiser les foules dont le ressentiment, il faut le rappeler, n'est pas tant lié à la personne décédée, plutôt au délitement de l'appareil sanitaire[126]. Il y a aussi le choix de l' « ambassadeur » c'est-à-dire le profil du porte-parole qui est ici le ministre de tutelle dont les interventions ne rassurent plus. Pour illustrer ce rejet, rappelons que le même ministre de la Santé venait de signer une circulaire le 26 février 2016, soit environ deux semaines avant le drame pour étouffer une autre affaire de négligence :

« il me revient que de nombreux patients amenés par leur famille dans le cadre des urgences médicales et/ou chirurgicales sont délaissés et ne bénéficient d'aucune prise en charge tant qu'un paiement n'est pas effectué... ». Que cette même autorité revienne quelques jours plus tard tenir un discours d'apaisement alors qu'il est évident que, les hôpitaux camerounais sont de plus en plus « contaminés par les virus de la vénalité et de la corruption », est considéré par beaucoup comme une injure, une sorte d'arrogance des pouvoirs publics. C'est l'occasion de rappeler que sous son règne, la mal gouvernance décriée a pris des proportions inquiétantes dans les hôpitaux publics. Une situation qui ne le place plus en position de crédibiliser le système.

2-Les stratégies de réponse en communication de crise

Une situation de crise majeure crée un état d'urgence qui implique de multiples acteurs dans la recherche de la solution. L'enjeu étant d'apaiser les tensions à travers une communication (de crise) qui a des dispositifs clairs, simples, applicables[127]. Bref, une communication qui repose sur des stratégies précises et reconnues. Dans l'affaire Monique Koumateke, nos observations montrent que le chef d'orchestre, le ministre de la tutelle (et ses collaborateurs), n'a pas réussi à bâtir un dispositif informatif susceptible

---

[125] Il faut préciser que la description de la société camerounaise en ce moment ne sied plus complètement à celle d'aujourd'hui caractérisée par une vague de contestations sans pareille mesure.

[126] Il faut rappeler que les incidents sont nombreux dans ce qu'on pourrait encore appeler hôpitaux camerounais.

[127] Kerkour C., La communication de crise : bien réagir pour mieux gérer », www.economia.economia.ma, consulté le 14 mars 2018 à 14h28

d'éviter l'emballement. Comment en est-on arrivé là ?[128] Le communiqué officiel et tous les efforts déployés ont plutôt suscité l'incompréhension, l'indignation[129]. À peine la tutelle a pu éviter le déni qui est le silence. Les termes de son communiqué rentrent dans la stratégie du projet latéral et celle du refus. En effet, il cherche à déplacer le point du problème pour l'aborder sous un angle nouveau.

« Au 11 mars, sa grossesse était d'un peu plus de 7 mois. Donc, elle n'a pas suivi les premières consultations ».

«...Elle n'a pas fait d'échographie ». Par conséquent, les responsables de l'hôpital, encore moins le système de santé n'est ni de près, ni de loin impliqué dans le scandale. Plutôt, « Monique Koumateke est décédée avant d'être transportée à l'hôpital »[130]. Un positionnement qui consiste à déplacer la communication vers un autre sujet à savoir, les comportements malheureux des patients. L'intervention du ministre a systématiquement écarté la reconnaissance, même partielle d'une autre reconnaissance. Certes, l'argumentation seule ne constitue pas le seul paramètre de la solution d'une crise, toutefois il apparait que le communiqué a renforcé la suspicion à l'égard du système de santé. Même si cela ne transparaît pas explicitement dans les discours, chaque partie attribue la responsabilité à l'autre. Le discours de la famille de la victime se classe aisément dans le déni « Monique Koumateke est arrivée vivante aux urgences de l'hôpital », « je subis des pressions énormes pour dire une vérité préfabriquée »[131].

Du côté du pouvoir, on a l'impression qu'on est désemparé au regard des évènements hors normes. Les réponses apportées chevauchent entre le déni (nier ses responsabilités dans une crise et indexer d'autres), le projet latéral (déplacer le débat vers un autre sujet) et la reconstruction (rappeler ses bonnes raisons). Les attitudes et récits montrent à merveille que l'autorité n'est pas au fait des évolutions qui ont lieu dans la gestion des crises. Il ne s'agit plus de quelques interventions médiatiques encore moins lorsqu'elles sont truffées de contradictions.

---

[128] Roux-Dufort C., « Comment en est-on arrivé là ? Du terrain de crise à la catastrophe », *Magazine de la communication de crise et sensible*, 2000

[129] L'expression renvoie au titre d'un article déjà utilisé dans ce travail.

[130] Lire le communiqué du ministre de la Santé publique en annexe.

[131] Extrait du discours de l'époux de la victime lors d'un point de presse du collectif des avocats affectés à la défense.

« Les autorités engagèrent dans un vrai cafouillage, une communication en présentant une version aux détails parfois invraisemblables. Dame Monique serait morte à 4h avant d'arriver dans cet hôpital. Mais, l'on ne sait pas où… »

Ou de la descente d'un gouverneur de régions arborant les condoléances du chef de l'État ou même d'un post de ce dernier traduisant ses émotions. Il en faut plus afin d' « instiller une sensibilité plus aigüe »[132]. Il faut se servir de tous les artefacts de communication de crise qui n'ont cessé de se multiplier au cours de la dernière décennie. Encore que les crises d'aujourd'hui ne sont pas toujours identiques à celles d'hier. Par conséquent, les pratiques, les stratégies ne doivent plus être de la première génération, elles s'adaptent à la nouvelle donne. Il en résulte que les discours tenus, les tentatives d'éclairages apportées n'ont pas produit fruits attendus. Tout au contraire, ils ont augmenté vis-à-vis des cercles de décision et crée la sensation d'une rupture consommée du contrat social entre les citoyens et le système de santé en particulier, l'État en général.

L'affaire Monique Koumateke est ainsi une parfaite illustration de ce qu'il faut que nos autorités modèlent, ajustent leurs stratégies.

3- Les théories de la communication de crise

Par théorie, nous entendons un ensemble de propositions cohérentes et hiérarchisées représentant un domaine déterminé de phénomènes et visant à comprendre, expliquer, interpréter ou prédire des phénomènes. Dans la communication de crise, il en existe plusieurs [133]. L'objectif de ce paragraphe est de ressortir sur quel modèle établi les démarches communicationnelles des autorités camerounaises lors du drame reposent ? Que nous apprend le verbatim tout long de cette crise ? Les schémas choisis correspondent-ils aux différentes recommandations sur le « comment et pourquoi » communiquer lorsqu'une organisation fait face à une situation de perturbation ?

Les interventions du ministre et ses collaborateurs révèlent le déni, la fuite de responsabilité, voire l'affront.

---

[132] Roux-Dufort C., « Comment en est-on arrivé là ? Du terrain de crise à la catastrophe », Op. Cit.

[133] Pour plus de connaissances lire le chapitre 2 de ce travail.

« A 8h du matin, sa famille arrive avec elle....La famille sait bien qu'elle est décédée... » . La stratégie de défense verbale correspond à la proposition le Nord-américain I. Bénoit dans ce qui a été appelé « Image Restoration Theory ». Le message de condoléances du chef de l'État transmis à la famille par le gouverneur rentre quant à lui, dans ce que l'auteur appelle la « réduction de l'offense ».

En effet, le « je vous apporte le réconfort du chef de l'État. Gardez le calme, toute la lumière sera faite...Le gouvernement est mobilisé » joint à la commission d'enquête sont des tentatives d'apaisement pour, si ce n'est réparer la réputation du système de santé, tout au moins ne pas l'endommager davantage. Modèle peu approprié, d'autant plus que le système de santé en question n'a plus de réputation à réparer. La multiplication des incidents de cette nature (affaire Ngo Kana Hélène), les multiples promesses non tenues du même Ministre, l'impunité caractérielle ont déjà brisé le contrat social entre les populations et ce système de santé.

« Que le ministre arrête de prendre les camerounais pour des fous ».[134]Il y a lieu de rappeler que, les camerounais n'ont pas à l'esprit la publication des résultats d'une seule commission d'enquête parmi les nombreuses instituées. Ce qui leur fait croire que toutes les initiatives prises ne sont que manœuvres dilatoires.

Les différents récits recensés révèlent que oas une seule fois, les managers de cette crise n'ont eu le souci d'aider psychologiquement les victimes, encore moins d'instaurer un climat de contrôle de la crise. Une approche incontournable selon T. Coombs et sa Situational Crisis CommunicationTheory (SCCT). On a plutôt l'impression à la lecture du communiqué qu'il y a de l'arrogance, voire le mépris. Si non comment expliquer tous les cafouillages, les contradictions dans le texte y afférent.

« Elle décède le 12 mars. Elle décède où ? Pour l'instant, nous ne pouvons pas dire si elle est décédée à domicile, si elle est décédée chez quelqu'un d'autre... ». Pourtant, il est d'emblée exclu la responsabilité de son personnel hospitalier.

[134] Le Journal *Le Jour* du 24 mars 2016

Naturellement et au regard de tous les antécédents sanitaires, la réputation négative et la gravité de l'incident, toutes les tentatives de réponses enclenchées par l'autorité ont plutôt entrainé une avalanche de critiques de la société civile et des acteurs politiques. L'autorité publique n'a en effet pas tenu compte de toutes les « voix » de l'arène c'est-à-dire toutes ces voix qui communiquent en situation de crise. Une exigence forte à F. Frandsen dans sa « Rhetorical Arena Theory ». L'auteur conseille qu'en pareille circonstance, la crise aurait eu un « sens nouveau », une nouvelle interprétation si on avait ouvert le dialogue avec la famille éprouvée, les leaders de la contestation, bref les acteurs impactants et impactés. Par exemple, l'Ordre national des médecins qui a été mis de côté alors qu'ils avaient des avis à donner.

III-LA GESTION DE L'AFFAIRE KOUMATEKE ET LA REALITE TECHNICO-SOCIALE

Est-ce que les enjeux sociaux actuels qui n'ont pas été pris en compte dans la gestion communicationnelle de cet incident ont eu une influence certaine sur les résultats ? Ou à l'opposé, l'approche technico-communicationnelle développée était-elle adaptée à la résolution de la crise ? Voici les questions auxquelles devra répondre cette section, à partir des données des parties précédentes dans lesquelles nous avons étudié la communication de crise en « vase clos », c'est-à-dire dans ses aspects théoriques et *in situ,* c'est-à-dire, appliqué à un cas concret notamment, celui de l'affaire Monique Koumateke.

Si nous admettons d'emblée avec Emmanuel Bloch que la communication de crise est mise en œuvre pour répondre aux sollicitations des médias, qu'elle sert à répondre aux sollicitations des publics-clés, c'est-à-dire impactants et impactés[135] , alors on constate aisément un grand décalage entre les préoccupations, les attentes de ces différents publics et les éléments d'informations apportés par les autorités camerounaises. Les communiqués et autres interventions destinés à apporter un éclairage favorable à l'hôpital étaient plutôt truffés d'éléments invraisemblables,

[135] Lire le chapitre 2 de ce travail pour les appellations des différents publics en fonction des auteurs.

pleins de confusion. Par conséquent, la conception de la communication de crise et même de son organisation devenait inappropriée, mal adaptée, en déphasage avec la réalité sociale contemporaine. Nos enquêtes de terrain ont démontré que, bien que reconnaissant l'utilité de la communication de crise, les officiels en charge de la santé dans la région du littoral (aussi bien à l'hôpital qu'à la délégation), appréciaient davantage la communication comme « un élément allant des autorités vers les populations ». Nous retrouvons ici, cette vieille obsession de maitriser l'information. Une obsession qui a toujours schématisé la communication publique au Cameroun comme cette transmission des informations des autorités vers les populations et les médias, sans que soit prévu le chemin inverse. Un procédé de bridage de l'information en « top-down », hérité de la colonisation. Pourtant, les informations à l'époque contemporaine viennent aussi de l'autorité que des acteurs de terrains. Un modèle communicationnel à sens unique dépassé qui, rentre dans ce que Sherry Arnstein qualifie de manipulation dans son échelle de participation des citoyens[136]. En effet, l'auteur assimile ce souci d'éclairage à un mécanisme dont l'objectif est d'obtenir exclusivement le soutien et l'approbation des populations dans une situation donnée. C'est une « communication à sens unique relevant de la sphère de la publicité ».

Qui plus est, les *verbatims* recensés lors de nos entretiens révèlent que, nos gestionnaires de crise adoptent difficilement les réseaux sociaux. Ils les fustigent à la limite les accusant de désinformer les masses[137]. Pourtant, le film des évènements ayant suivi le drame démontre merveilleusement l'importance des nouveaux médias dans la mobilisation contestataire et la circulation de l'information. Ce sont ces nouveaux médias qui ont véritablement provoqué la crise, non pas seulement à travers leur capacité de diffusion mais ils ont été un outil précieux pour la mobilisation, la vérification des faits bref, l'emballement tous azimuts vécu.

Tout au long de ce chapitre, il était question d'étudier de façon concrète les pratiques communicationnelles lors de l'affaire Koumateke. Aussi, sommes-nous intéressés aux différentes représentations que les

[136] Lire le communiqué du Ministre de la santé en annexe.

[137] Lire le communiqué du Ministre en charge de la santé publique relatif à l'affaire Koumateke. Voir en annexe.

gestionnaires ont eu de la communication et, de l'influence que celles-ci ont eu sur la gestion de l'évènement réel. Nous sommes arrivés à la conclusion selon laquelle, les approches communicationnelles choisies pour gérer cette crise étaient mal adaptées à ce type d'incident. L'analyse des verbatim montre que le positionnement des autorités camerounaises, pour ce qui est de la communication de crise, n'est pas traçable, il est même ambigu. Si presque tous reconnaissent la place centrale de la communication dans la gestion de toute crise, ils demeurent néanmoins attachés aux canons classiques en déphasage avec les évolutions technico-sociétales actuelles.

CHAPITRE 4 : RHETORIQUES DE CRISE OU COMMUNICATION DE CRISE : LES LEÇONS DE L'AFFAIRE VANESSA TCHATCHOU.

La communication de crise, qu'est-ce ? Nous avons tous certainement une idée plus ou moins vague, plus ou moins exacte. Pour le commun des mortels, sans doute, la communication de crise est tout argumentaire développé par les autorités pour résoudre une situation complexe[138]. L'idée qu'ils ont est essentiellement liée à la ruse, l'éloquence et la capacité de persuasion. Pourtant, la communication de crise est beaucoup plus que cela. Elle consiste en un « ré-apprentissage de la communication »[139]. C'est un pan spécifique de la communication qui concerne toute organisation, chaque fois qu'elle se trouve en difficulté. C'est un ensemble de règles qui orientent l'organisation dans sa communication des périodes troubles. C'est « un procédé fondamental de gestion et de résolution de la stratégie globale de l'organisation ». C'est donc une affaire sérieuse (contrairement à ce que pensent certains) qui, ne saurait être confiée à l' « urgentiste venu toutes sirènes hurlantes éteindre un feu médiatique »[140]. L'affaire Vanessa Tchatchou nous permet d'analyser dans ce chapitre si les acteurs en situation disposaient des modalités relationnelles reconnues, s'ils ont choisi les éléments du langage approprié et les canaux actuels ? Ou s'ils sont restés dans la vision mécanique et oppressive devenue obsolète ? Autrement dit, ce chapitre s'intéresse à l'ensemble des rhétoriques, gouvernementales, parlementaires, médiatiques et celles des managers hospitaliers qui, tout au long, se sont positionnées entre la recherche d'apaisement et l'amplification des inquiétudes sociales, entre la justification et la dénégation des responsabilités, entre sensationnel, émotionnel et dénonciation des faillites de l'État. Trois (3) sections meublent ce travail : l'affaire Vanessa Tchatchou : les grands moments (1), les axes d'analyse des actes

---

[138] Cette situation peut être une catastrophe, une guerre, une grève d'étudiants, bref tout incident qui perturbe le cours normal de la vie sociale.

[139] Heiderich D., « L'incertaine équation médiatique en situation de crise », *Magazine de la communication de crise et sensible*, mars 2010, www.communication-sensible.com, consulté le 14 février 2019 à 13h24, p.18.

[140] Idem, P.19

communicationnels (2), enfin la gestion communicationnelle de l'affaire, sous le prisme des enjeux actuels (3).

I-L'AFFAIRE « VANESSA TCHATCHOU » : LES GRANDS MOMENTS

Par grands moments, nous entendons les faits tels qu'ils se sont produits, tels qu'ils ont conduit à l'incident et naturellement , comment ils ont suscité l'émotion collective. Une sorte de chronologie en prélude à l'analyse scientifique des mesures prises pour gérer la crise y afférente (sous l'angle communicationnel). Cela, à travers les sources écrites aussi bien sur internet que, sur certains journaux qui ont pignon sur rue ; ainsi que les sources audio sur internet et quelques stations radios/télévision de la place.

1-Chronologie des évènements

Le 20 août 2011, à l'hôpital gynéco-obstétrique de Yaoundé, la capitale du Cameroun, une jeune fille du nom de Vanessa Tchatchou, donne naissance à un bébé. Le nourrisson est « sorti » pour être nettoyé par l'accoucheuse. Et « tel un éclair traversant le ciel à une vitesse faramineuse, l'enfant est porté disparu »[141]. La jeune mère, dans le désarroi, réclame son bébé en vain. Les informations hospitalières disent que « le bébé est décédé juste après sa naissance ». Pourtant, la mère, encore moins les membres de la famille, n'ont vu le corps. C'est alors que la dame oppose « une résistance farouche en refusant de quitter les lieux sans son rejeton ». Le bébé, aux dires de la maman d'un jour, a disparu entre la salle d'accouchement et la salle des couveuses que devait l'abriter parce que, né avant terme. L'histoire mobilise alors tout le pays et, on assiste à de vives manifestations dans les principales villes du pays et hors, suivies de la création des comités de soutien. L'affaire du « bébé volé », (c'est ce nom qui a été finalement adopté au Cameroun), met les réseaux sociaux en ébullition. Tout le monde est comme « ...sommé de prendre fait et cause pour la jeune dame au risque d'être taxé d' « insensibilité » et de sympathies coupables avec le pouvoir en place ». La presse nationale s'y invite fortement. L'affaire passe d' « une affaire strictement familiale à une affaire politique », une véritable affaire

[141] Journal *Mutations* du 15 mai 2012

d'État susceptible de remettre en cause « les fondements éthiques de la société » camerounaise. Il faut rappeler que ce n'est que 04 mois après le déclenchement des faits que les médias se saisissent de l'affaire. Alors que le combat solitaire de cette mineure camerounaise non émancipée avait déjà révélé de graves dysfonctionnements de la sécurité dans les hôpitaux, le relais a été pris par la société civile et de nombreuses associations telles le Comicodi, l'Addec…[142]. La justice a même été saisie. Toujours sans nouvelle du bébé et pendant que les pouvoirs publics s'emmêlent les pédales en « niant les faits dans un premier temps, pour les reconnaitre par la suite de manière fort désarticulée », les manifestants en soutien à cette cause étaient sévèrement réprimés au motif de « troubles à l'ordre public »[143]. Quelques temps après « une forte escouade policière fait irruption au sein de l'hôpital. Elle fait sortir *manu militari* Vanessa Tchatchou ainsi que les membres de la famille » qui l'encadraient.

Fébrilité, mensonges, confusion, volonté de protéger les suspects ont exposé négativement les ministres de la Communication, des Affaires sociales, le procureur de la République…Tous ont été « …moqués par la presse » en raison de « leur balbutiement, voire leur ignorance ». Résultats :

-le bébé n'a jamais été retrouvé, il est mort enterré dans une périphérie de Yaoundé selon les officiels, il se trouve chez une magistrate connue des autorités selon la victime, la famille et les soutiens.

-les supposés coupables indexés après une restitution des faits largement décriée par tous se sont finalement évadés.

Que s'est-il passé ? L'extrait ci-dessous résume les faits et perceptions autour de la gestion de cette crise :

« …la totale désapprobation concernant la procédure engagée, la déformation intentionnelle des faits par le Gouvernement, l'implication des personnes manipulées, la partialité des enquêtes par la police judiciaire et la volonté ouverte de protéger les auteurs… ».

[142] Ce sont des associations de défense des droits civiques très connus dans l'espace camerounais. La première dirigée par un universitaire et la seconde représentant les étudiants.

[143] C'est une expression très utilisée par les officiels camerounais pour imposer leur point de vue.

2-Les actions menées

Dans la définition de la crise, nous l'avions mentionné plus supra, on a observé une nette évolution. On est passé d'une notion d'évènement à celle de processus[144]. En synthétisant alors les différentes définitions actualisées et en prenant compte des évolutions susmentionnées, la crise est désormais « un processus qui, sous l'effet d'un évènement déclencheur (interne ou externe) met en évidence une série de dysfonctionnements affectant temporairement ou durablement… » de nombreux aspects de la vie d'une organisation. L'organisation qui vit cette situation met alors sur pied, « une communication bien orchestrée susceptible de la faire sortir…et même d'en retirer les bénéfices ultérieurs ». La communication de crise fait connaitre aux publics les différentes mesures prises par les autorités, dans un contexte où leur message fait face à une multitude d'autres. Prenons l'exemple de l' « affaire du bébé volé » ou affaire Vanessa Tchatchou.

Dans le cas d'espèce, le ministre de la Communication, celui de la Santé publique, celui des Affaires sociales, le procureur de la République, le Directeur de l'hôpital pour une moindre mesure se sont tous impliqués dans la gestion de l'incident. On peut aussi y ajouter (même s'ils ne sont pas des autorités en bonne et due forme), les représentants des partis politiques, les diplomates accrédités, la société civile.

D'abord, il y a eu cette petite interview accordée à *Cameroon Tribune*[145] (4 mois après), par le directeur de l'hôpital dans l'objectif de rejeter les accusations et dégager ainsi la responsabilité de la structure dont il a la charge.

Ensuite, le gouvernement par la voix de son porte-parole, le ministre de la Communication, a voulu éclairer l'opinion par une conférence tenue dans son cabinet. « Les éléments de la direction de la police judiciaire ont mis la main sur deux personnes (un homme et une femme) suspectées d'avoir volé le bébé. Le nouveau-né a été dissimulé par lesdits suspects à Titi garage, un quartier de Yaoundé, avant qu'il ne trouve la mort. Le corps a été inhumé à Nkoteng » a martelé le ministre aux hommes des médias présents. Les

---

[145] Voir *Cameroon Tribune* du 17 décembre 2012 qui publie l'interview du Professeur Doh Anderson, alors Directeur Général de la structure.

propos corroborés par son collègue de la Santé. Le bébé volé a été enterré à Nkoteng et ne se trouve pas chez la magistrate indexée par l'opinion, disait-il en substance.

Enfin, on a observé l'entrée en scène du ministre des Affaires sociales, déjà épinglée *intuitu personne* dans l'affaire pour avoir dit-on facilité l'adoption de ce bébé. Ce membre du gouvernement, dont les responsabilités couvrent les adoptions d'enfants, a « ...refusé systématiquement de se prononcer ». Devant les élus de la nation qui exigeaient d'elle des explications, la ministre a tourné les députés en bourrique. « Nous comprenons la douleur de Vanessa Tchatchou » a-t-elle lancé. Après avoir affirmé des jours avant qu'il n'y avait pas de bébé volé, elle a en dérision demandé aux élus qui veulent adopter les enfants de se rapprocher de ses services[146].

Parallèlement à cette série d'intervention, on peut y ajouter celle du procureur de la République en charge du versant judiciaire de l'affaire. « Les tests ADN prescrits dans cette procédure ont établi sans équivoque qu'il n y a aucun lien entre l'enfant que détient la magistrate et Vanessa Tchatchou », a ainsi affirmé le procureur auprès du tribunal de grandes instances du Mfoundi à travers un communiqué.

On peut aussi, dans une moindre mesure, relever les contre-communiqués et contre-positions de la famille de Vanessa Tchatchou, de son conseil et des différentes associations mobilisées pour défendre l'infortunée. Fébrilités, mensonges...Le bébé recherché n'a jamais été retrouvé et les différentes interventions ont seulement permis de « ...mettre en évidence de graves dysfonctionnements dans la communication du gouvernement camerounais et une absence de solidarité ». Et le combat mené par Vanessa Tchatchou est resté perçu dans l'imaginaire comme, celui d' « une mineure camerounaise non encore émancipée qu'on a évincé pour substituer discours, brutalité, abus... » a conclu, pour caricaturer, le reporter de *Mutations*, un journal très connu de l'espace public.

---

[146] Le 27 mars 2012, une loi a été adoptée pour mieux encadrer l'adoption des enfants et en marge un Rapport commission parlementaire indiquant clairement que « le Ministre des affaires sociales a systématiquement de se prononcer sur l'affaire du bébé volé ».

Voici schématiquement présenté ci-dessous, le tableau de synthèse des territoires de communication des acteurs impliqués dans la gestion de la crise.

Acteurs	**Phase d'urgence**	**Phase de transition**	**Phase long terme**
Président de la République		En charge de la décision politique (Décret de révocation du directeur)	
ministre de la Santé publique	Coordination technique (absent)		
ministre de la Communication		Coordination générale et suivi de la communication	Coordination générale et suivi de la communication
ministre des Affaires sociales	Coordination technique (absent)		
Directeur hôpital		Éclairages sur les faits	
Procureur de la République		Éclairages juridiques et conduite de la communication juridictionnelle	

Source : auteur sur inspiration de Suchet

Le tableau ci-dessus synthétise les acteurs publics ayant joué un rôle communicationnel de premier plan durant la crise ainsi que, leurs niveaux d'intervention.

Les approches communicationnelles mises sur pied ont-elles respecté les canevas classiques ? Ces approches étaient-elles potentiellement susceptibles d'apporter des résultats appréciables ? Ces questions orienteront la section qui suit.

II- LES AXES D'ANALYSE DES ACTIONS COMMUNICATIONNELLES PRISES

Les crises du XXIe siècle ont la particularité d'être le reflet de nos sociétés en pleines mutations technico-sociales et dépassent les cadres habituels de gestion [147] . Lorsqu'elles surviennent, très souvent c'est l'ensemble de l'organisation qui se trouve désorganisée par « une énorme pression médiatique, voire une disparition du management »[148]. Si les grandes organisations ont pu s'accommoder en préparant les décideurs et communicants à partir des scénarios fictifs, il ne semble pas être la même chose partout, encore dans ce contexte de l'instantanéité[149].Nous allons l'étudier à travers le cas pratique de l' « affaire du bébé volé » dans un hôpital public de référence, un incident riche d'enseignements. La démarche adoptée consiste à effectuer des allers-retours observations de terrain et connaissances théoriques relatives au domaine. Autrement dit, il sera question de comparer les initiatives communicationnelles recensées avec les caractéristiques de la science en la matière. Ce qui revient à recenser les écarts et/ou conformités entre ce qui est conseillé et ce qui a été appliqué dans les faits. Une étude qui se fera selon différentes approches : l'approche par le rôle de la communication de crise (1), l'approche par les stratégies (2), enfin l'approche par les défis ou les enjeux (3).

1- L'approche par le rôle

La communication de crise, nous l'avions maintes fois mentionné, permet à l'organisation de sortir rapidement de la situation trouble, si possible d'en retirer des bénéfices ultérieurs en matière de réputation. Elle a donc pour objectifs d'atténuer les risques, éviter que la situation ne s'enlise, trouver l'opportunité d'une sortie favorable. Bref, elle permet à l'organisation de résoudre la crise. Qu'en a-t-il été dans l'affaire du « bébé volé » étudié ici ?

---

[147] Pour plus de connaissances à ce propos lire Gauthier G.S. et Cros M., « Les impératifs hypothétiques d'une communication de crise réussie », www.hal.archives-ouvertes.fr, consulté le 14 juillet 2018 à 14h21

[148] Idem.

[149] Ibid.,p.53

Tout commence le 20 août 2011. Le nouveau-né de Vanessa Tchatchou disparait dans un hôpital sécurisé. Plus de quatre mois après le drame, on assiste à « une gestion prudentielle de la situation par le management de l'hôpital », qui ne se prononce pas officiellement. Plutôt, il procède au musellement forcé de la dame en lui exprimant bruyamment son opposition à sa présence à l'hôpital. Une attitude qui entraine l'intéressement de l'opinion et des médias. Résultats, le bébé n'a jamais été retrouvé malgré l'embastillement mal orchestré des officiels et de la justice. L'affaire a continué à susciter longtemps après, passion et indignation, au point où, aujourd'hui, l'opinion reste persuadée que « le bébé volé a été donné à la magistrate et que tous les dispositifs mis en place pour trouver une solution n'étaient que pure diversion ». La communication mise sur pied n'a jamais permis une amélioration de la réputation. Tout au contraire, elle a empiré au point de déboucher une répression policière violente pour contenir les foules contestataires.

2-L'approche par la stratégie

La communication de crise, c'est la relation de l'entreprise avec ses « porteurs d'enjeux ». Ces derniers étant toute entité (institution, victimes, associations, médias…) qui détient un enjeu propre à l'entreprise. Ce sont ces différents publics qui décident du dénouement de la crise. Si leurs besoins en information et leurs attentes en général sont satisfaites, alors la crise va s'éteindre.

Dans le cas d'espèce, nos analyses révèlent que l'autorité en charge prise « …au dépourvu au départ de cette affaire par une inattendue résistance de la victime, se sont emmêlés les pédales dans une communication politique imprécise et contradictoire, niant les faits dans un premier temps, pour les reconnaitre par la suite de manière fort désarticulée et enfin, étaler leur incompétence au monde entier ». Les positions adoptées face à l'incident ont été diverses et non coordonnées.

- **D'abord le refus de communiquer**

Ce silence s'observe à travers l'absence d' « une communication officielle émanant de l'hôpital » , excepté l' interview expédiée du Directeur Général accordée au journal à capitaux publics *Cameroun Tribune*, près de quatre mois après l'incident. Le système public d'informations de l'hôpital (il n'existe pas véritablement) est alors à blâmer ; il aurait pu éclairer l'opinion au lieu de procéder aux tentatives forcées ou négociées d'expulsion des lieux. Le directeur général aurait même pu saisir le parquet, question de démontrer sa volonté de trouver une solution au problème. Il y a aussi les sorties médiatiques tardives (près de sept mois après l'incident) du ministre de la Communication, porte-parole du gouvernement, pourtant prompt à convoquer les journalistes dans d'autres affaires. On peut aussi citer la sortie du ministre de la Santé publique. Enfin la très controversée sortie du ministre des Affaires sociales. Ce refus et ce retard (que nous assimilons ici au refus) constituent « une forme de négation de la crise, qui s'apparente pour les médias, donc pour le grand public, à un mensonge »[150]. Pourtant, la communication franche aurait pu situer les uns les autres, anticiper sur les contenus médiatiques, taire la rumeur, voire orienter les médias. Dans tous les cas ne pas courir après les faits et maintenir le contrôle des évènements.

- **Le déplacement latéral**

Il y a eu ensuite une référence à la stratégie du déplacement latéral. Une stratégie parfois utile mais délicate, qui consiste à « détourner l'attention portée par les médias à l'institution en déplaçant la crise ». Ici, la restitution des faits orchestrée aussi bien par le procureur de la République, le ministre de la communication et son collègue de la Santé publique rentre bien dans ce processus qui veuille que l'on se dégage de toute responsabilité en rejetant la faute sur un autre intervenant. Mais un processus mal agencé qui, n'a pas réussi à convaincre l'opinion. Tout au contraire. Pour l'opinion et les médias, les personnes suspectées et disparues miraculeusement de la prison « …étaient rémunérés pour distraire le public ». Même l'intervention du procureur de la République, à travers un communiqué n'a pas produit les effets escomptés :

« Les tests prescrits dans cette procédure ont établi sans équivoque qu'il n'y a aucun lien entre l'enfant que détient la magistrate de Mfou et Vanessa Tchatchou ».

[150] Moch O., « Le communicateur face à la crise », Article inédit, juin 2011

Les médias et les collectifs de défense ont naturellement continué à manifester pour les uns et à titrer pour les autres : « Rendez-lui son bébé » par exemple.

À dire que, les déclarations de la justice n'ont pas comblé le besoin d'informations dans un pays où les populations partagent la représentation d'une justice aux ordres.

Ici également, une communication franche et sincère aurait été la position idéale à adopter. Ce qui concrètement revenait à jouer franc jeu la victime, la presse et les médias. Autrement dit, les officiels devaient opter pour la reconnaissance et la transparence, des leviers qui auraient permis de désamorcer la crise et d'en réduire les effets. Ils auraient occupé le terrain médiatique au lieu d'attendre que, les médias se saisissent eux-mêmes de l'affaire.

Tout porte ainsi à croire que le système institutionnel de communication (hôpital et tutelle) a failli. Ce qui corrobore l'idée selon laquelle, « les administrations camerounaises ne communiquent pas. Elles réagissent plus qu'elles n'agissent en matière de communication. Elles se positionnent ainsi à chaque sortie médiatique en accusé »[151]. L'idéal aurait été, dans ce processus de gestion communicationnelle de la crise, de toujours communiquer pour éviter que la presse ne s'abreuve par un autre canal et surtout utiliser les nouveaux médias qui ravitaillent le public en informations.

3-L'approche par la théorie

Sur quels modèles établis en communication de crise peut-on classer les démarches communicationnelles identifiées tout au long de l'incident ? Les schémas choisis, les *verbatim* recensés rentrent-ils dans les constructions théoriques reconnues par les experts en la matière ?

L'intervention du ministre des Affaires sociales révèle le déni, la fuite de responsabilité. « Il n'ya pas eu de bébé volé », « Nous comprenons la douleur de « Vanessa Tchatchou » alors même que la victime s'accroche désespérément à une cause que ne semblent pas partager les gouvernants de son pays. La manière dont cet acteur administratif communique ou refuse

[151] Lire Eric Essono dans le journal *La Nouvelle Expression* du 22 août 2012

de communiquer alors que sa réputation est en jeu rejoint la théorie de W. Bénoit, le père de « Image Restoration Theory ». Une stratégie pas très efficace parce que négligeant l'aspect dynamique d'une image qui se construit. Il parait ici que le ministre admet implicitement que l'image a déjà été fortement compromise et qu'il ne sert à rien plus à rien de la protéger. Par contre, il serait possible de construire une nouvelle image positive après cet incident. D'ailleurs, le texte adopté le 27 mars 2012 visant l'adoption des enfants conforte cette thèse.

Par contre l'intervention du porte-parole du gouvernement, le ministre de la Communication rejoint plutôt la vision de T. Coombs dans ce qu'il appelle la Situational Crisis Communication Theory (SCCT). Le ministre, en effet vise par son point de presse à « instaurer un climat de contrôle de la crise », par sa réponse initiale qui consistait à informer les parties prenantes sur l'état des lieux et à donner l' « information d'adaptation ». On est toujours dans les deux cas dans le « refus de la responsabilité » telle que définie par T. Libaert[152] alors et surtout que de nombreuses autres « voix » parallèles donnaient une information contraire et acceptée.

Que ce soit le ministre de la Communication, celui des Affaires sociales, celui de la Santé publique, le directeur de l'hôpital ou le procureur de la République, aucune intervention n'a tenu compte de toutes les « voix de l'arène ». La communication est restée figée sur seulement ce que l'on veut passer comme message. Sans tenir compte de celles faites parallèlement par la famille, le conseil, les associations...alors qu'elles apportaient un « sens nouveau », de « nouvelles interprétations » comme le soulignaient fort opportunément F. Frandsen et W. Johansen dans la Rhetorical Arena Theory.

4. L'approche par les enjeux

Bien qu'il n'existe pas de modèle général de réussite en communication de crise parce qu'une méthode ayant fait ses preuves dans une organisation parfois peut échouer dans une autre, pourtant confrontée aux mêmes problèmes. Les enjeux qui guident l'interprétation des résultats, quant à eux,

[152] Libaert, T., *La communication de crise*, Paris, Dunod, 4e édition, p.26

sont les mêmes partout. Nous nous intéresserons ici, aux délais de communication, les canaux de communication et la tonalité des messages.

- **Les délais de communication**

Par délai de communication, nous entendons le timing de réactions des autorités par rapport au moment où le drame se produit. Tout commence le 20 août 2011. L'affaire prend de l'ampleur. « Les médias nationaux et internationaux en font les gorges chaudes »[153]. Les diplomates accrédités à Yaoundé (la capitale du Cameroun) avouent leurs préoccupations. Des informations concordantes qui circulent font état de ce que le bébé recherché se trouve à Mfou, une banlieue de Yaoundé, chez une femme bien connue. Près de 4 mois après, on observe un silence total du côté des autorités et c'est le journal *Mutations* qui alerte l'opinion. L'hôpital a ainsi failli dans son système de communication (encore qu'il n'en existe aucun, d'après nos enquêtes de terrain), laissant la place aux informations non contrôlées. Alors les tentatives d'éclairage du ministre de la Communication, pratiquement sept mois après l'incident, les déclarations du ministre de la Santé publique ou le sauvetage du procureur de la République ne parviennent plus à inverser la situation. Les informations non contrôlées, les rumeurs ayant déjà fait le lit de cette faillite. Les éclairages tardifs, le mutisme des pouvoirs publics ont poussé les médias à rechercher l'information partout pour alimenter l'opinion. La crise avait déjà ouvert un espace médiatique dans lequel les autorités n'ont pas pu se positionner à temps afin, d'imposer leurs messages. Une crise, soulignait Lavoisier, c'est vendeur pour les médias, trouver de l'information pour l'alimenter devient capital pour ceux-ci. S'ils ne réussissent pas à la trouver à la source, comme c'était le cas ici, ils se tournent alors vers d'autres canaux y compris la rumeur.

Pourquoi ce silence ? Pourquoi cette tentative de musellement ? Il est communément admis que, « les administrations camerounaises ne communiquent pas, elles réagissent plus qu'elles n'agissent en matière de communication. Elles se positionnent ainsi à chaque sortie médiatique en accusé » [154]. L'attentisme administratif, le recours en chef, l'excessive centralisation, la dilution des rôles ont une fois de plus hypothéqué la

---

[153]Lire Eric Essono dans le journal *La Nouvelle Expression* du 22 août 2012

[154] Idem.

capacité du gouvernement camerounais à résoudre un cas social controversé.

- **Les canaux de communication** : la société en réseaux a inauguré une nouvelle ère en communication, particulièrement en situation de crise. En effet, les modèles anciens sont à réviser pour les faire correspondre à la rupture en question. Atteindre les publics ne passe plus nécessairement les communiqués, les conférences de presse. Il faut désormais atteindre les internautes en s'adressant à eux directement à travers les plateformes numériques. Les autorités en charge de la crise, dans le cas d'espèce, ne semblent pas encore arrimées à cette réalité. Seuls les communiqués, les conférences de presse ont été utilisés pour éclairer l'opinion alors même que, c'est à travers internet que la crise s'est amplifiée. Les officiels camerounais sont restés dans l'ancien registre qui consistait à « informer et à communiquer ». Ils ont oublié qu'un nouveau contrat communicationnel devait se mettre en place, en situation de crise plus encore, par les canaux de communication que, l'on se choisit pour passer les informations.

- **La cohérence et la tonalité des messages**

« Le ministre de la Communication et celui des Affaires sociales ont été moqués par la presse en raison de leur balbutiement, voire leur ignorance »[155]. Cette expression d'un journal de la place commentant la crise révèle à elle seule, les nombreuses incohérences notées dans la communication officielle y afférente. Du bébé volé à l'hôpital à celui enterré à Nkoteng, en passant par les « supposés » tests ADN, l'expulsion de la victime, l'entrée en scène de la police, les différentes interventions manquaient de logique. Comment est-ce possible qu'un bébé soit volé dans hôpital de référence ? Comment a-t-on réussi à pister les suspects ? Pourquoi n'a-t-on jamais confronté la magistrate avec la victime ? De nombreuses questions sont restées sans réponse. Et toutes ces interventions, loin de rassurer ont plutôt confirmé dans l'imaginaire populaire, « l'incapacité des autorités à comprendre un phénomène communicationnel qui s'est complexifié avec les TIC ».

III- LA GESTION COMMUNICATIONNELLE DE L'AFFAIRE ET LES ENJEUX ACTUELS

La communication publique territoriale, par ricochet la communication en situation de crise ont pour objet de favoriser l'échange et le partage des informations d'utilité publique ainsi que, le maintien du lien social sur un territoire donné. La dernière, s'il faut se limiter à ce niveau est alors la mise en forme de techniques éprouvées, de stratégies réfléchies qui, ne laissent aucune place à l'improvisation, au hasard, à l'intuition, à l'à peu près. Sans pour autant être une science exacte, elle exige néanmoins un minimum de technicité, de rigueur et doit être traitée par des professionnels. Qu'en a-t-il été dans l'affaire dite du «bébé volé » ou affaire « Vanessa Tchatchou ». Les approches retenues (si elles n'étaient pas simplement improvisées) ont-elles apporté des solutions ? Peut-on avec la distance nécessaire dire aujourd'hui que la crise, sur un plan communicationnel, a été gérée avec efficacité ? Tout au moins dans les règles de l'art ? C'est l'objectif de cette section.

Si nous partons de quelques principes de base édictés pour faire face à une situation de crise et du fait que la communication doit répondre aux caractéristiques telles la concordance, la continuité et l'éthique, il serait difficile d'affirmer que les sorties médiatiques des autorités ont réussi à protéger l'image de l'hôpital, celle du gouvernement en général. Tout au contraire, la gestion de cette affaire a été aux dires des médias parcourus et autres analystes « …le plus gros miroir social que la société camerounaise ait eu à construire. Elle nous renvoie notre image de manière objective et fort peu agréable. Elle présente la société actuelle telle qu'elle est ». L'affaire a mis sous les feux de l'actualité l'attentisme, la corruption qui caractérise la gouvernance camerounaise. Les méthodes et techniques développées par les officiels ne reposaient sur aucun schéma connu. Par conséquent, elles ne permettaient pas d'augmenter les chances de maitriser la situation. D'où le recours à la répression policière, comme ça a été le cas dans la plupart des incidents [156] . Tout a failli ici : le système de communication de l'hôpital (encore qu'il n'en existe pas d'après nos

[156] A propos on peut citer l'affaire Monique Koumateke (voir supra) et autres

enquêtes de terrain), celui du gouvernement, voire celui des instances judicaires. L'extrait ci-dessous résume les représentations des camerounais sur l'affaire :

> « …la totale désapprobation concernant la procédure engagée,
> la déformation intentionnelle des faits par le gouvernement,
> l'implication des personnes manipulées, la partialité des enquêtes
> par la police judicaire et la volonté ouverte de protéger
> les véritables auteurs ».

Cette affaire nous éclaire sur les failles du système public d'informations existant au Cameroun. Pourquoi l'hôpital n'a pas pris la responsabilité d'éclairer l'opinion et de saisir le parquet ? Pourquoi vouloir étouffer la victime en l'expulsion *manu militari* des lieux où elle est supposée revendiquée son enfant ? Pourquoi ce long silence avant les interventions officiels ? L'affaire se déroule dans un hôpital de référence de la capitale, elle aurait pu bénéficier de toute l'attention. Face à ce manque, à cet amateurisme, d'aucuns concluraient à un mise en « veilleuse »volontaire en vue de protéger un trafic.

Pour d'autres, il faut rechercher dans l'organisation de l'information institutionnelle, celle en situation de crise en particulier, les causes de l'échec. Une donnée constante dans les administrations camerounaises. Nos entretiens croisés nous révèlent que l'administration camerounaise « …ne se reconnait aucune responsabilité de « faire savoir » et encore moins de « faire voir » ce qu'elle fait ». Pourtant une communication fluide, stratégique aurait pu pour conséquence de diffuser à temps l'information nécessaire.

L'objectif de ce chapitre était d'analyser comment les officiels en charge de manager l'affaire Vanessa Tchatchou ont procédé. Il ressort de cette histoire, un tableau qui permet avec un effort méthodologique, un décryptage intéressant. En effet, à travers une approche behavioriste qui s'appuie sur les comportements et actes observés et observables face à un stimuli précis, nous serions tenté de dire que l'on a découvert une méconnaissance totale de la communication de crise de la part des acteurs administratifs camerounais. Les approches choisies (à supposer qu'il y en a eu) ne rentrent dans aucun des cadres connus et admis en matière de gestion communicationnelle des crises. Toutes les sorties médiatiques et autres interventions recensées tout au long de l'incident, échappent comme par magie aux schémas établis. Le modèle communicationnel de gestion de crise serait-il grippé/inexistant ? Ou alors l'anti-modèle observé ne serait qu'un épiphénomène à ne pas prendre en compte dans l' « analyse des schèmes comportementaux dominants » au Cameroun ? Comment comprendre que les autorités régulières se soient dessaisies de leurs compétences pendant six mois, que les actes banals comme l'ouverture d'un enquête, la sécurité de la victime viennent de structures éloignées de la sphère ?

CONCLUSION GENERALE

Conclure, c'est mettre un terme à ce travail et parallèlement saisir l'opportunité de se poser une question : avons-nous réussi à démontrer notre problématique ? Tout au long de ce travail, il était question de comprendre comment les décideurs camerounais se comportent dans un contexte, comment ils s'attèlent à gérer l'angle communicationnel de la crise, cette dernière étant définie tout le long de l'exercice comme caractérisant toute situation exceptionnelle, dévalorisante pour l'organisation. Notre démarche, qui s'est fondée sur des allers retours entre les théories communicationnelles de gestion de crise et le terrain, ont analysé deux situations : l'affaire « Vanessa Tchatchou » et l'affaire « Monique Koumateke », les deux liées à la sécurité dans les hôpitaux.

Nos résultats ont révélé que dans les deux contextes, les autorités camerounaises se sont comportées comme des suiveurs, des novices, c'est-à-dire des décideurs sans expérience qui ne tiennent pas compte des évolutions technico-sociétales dans leurs approches communicationnelles. Ce sont des autorités qui sont restées figées dans l'ancien registre de la communication de crise.

Bien que l'objectif ici n'a pas été la production d'un discours normatif, d'autant plus qu'il n'existe pas de recette miracle dans ce domaine, néanmoins, l'examen de ces deux cas peut faire émerger un *process* nouveau à l'endroit des acteurs administratifs camerounais, un *process* susceptible d'éclairer les prises de décision futures. Il faut tout de même rappeler les nombreuses difficultés à rassembler les informations, couplées aux limites endogènes. Des éléments à ne pas négliger dans la généralisation desdits résultats. En gros, nous pouvons affirmer que l'ensemble des rhétoriques recensées ayant donné lieu à une temporalité sociale, politique et médiatique n'ont pas permis de contribuer à la manifestation de la vérité. Mais surtout, elles n'ont pas permis de tirer les leçons communicationnelles permettant dans l'avenir de procéder autrement et de rassurer les populations sur la place que l'hôpital occupe encore dans le système. Ce qui met en évidence le fait que le Cameroun à ses trois niveaux à savoir parlementaire, gouvernemental et de santé, ne dégage pas des références professionnelles de communication et de management de crise.

BIBLIOGRAPHIE

Ouvrages:

-Alix F.X., *Une éthique pour l'information. De Gutenberg à Internet*, Paris, L'Harmattan, 1997

-Allison G., Zelikow P., *Essence of Decision: Explaining the Cuban missile crisis*, 2nd éd., New York: Longman, 1999

-Almeida N., *Les promesses de la communication*, Paris, Presses Universitaires de France, 200

-Bardon P., Libaert T., *Le lobbying*, Paris, Dunod, 2012

-Benoit W., Accounts, *Excuses and Apologies: A Theory of Image Restoration Strategies,* New York: State University of New York Press, 1995,

-Berger P., Luckmann T., *La construction sociale de la réalité*, Paris, Armand Colin, 1996

-Bernays E., *Propaganda. Comment manipuler l'opinion en démocratie*, Paris, La Découverte

-Bloch. E, Communication de crise et réseaux sociaux, Paris, Dunod, 2012

-Boutaud J.J., *Transparence et communication*, MEI, 22

Breton. D, *La sociologie du risque*, coll. Que sais-je ?, Paris, PUF, 1995

-Breton P., *L'utopie de la communication-L'émergence de l'Homme sans intérieur*, Paris, La Découverte, 1992

-Breton P., Proulx S., *L'explosion de la communication*, Paris, La Découverte, 2002

-Bronner G., La démocratie des crédules, Paris, PUF, 2013

-Certeau (De) M., *L'invention du quotidien*, 1. *Arts de faire*, Paris, Gallimard, 1990

- -Clark L., *Mission improbable: Using fantasy document to tame disaster*, Chicago,University of Chicago Press, 1999

-Combalbert L., *Le management des situations de crises*, ESF, 2015

-Crozier M., *Le phénomène bureaucratique*, Paris, Édition Le Seuil, 1963

-Crozier M., Friedberg E., *L'acteur et le système, les contraintes de l'action collective*, Paris, Editions Le Seuil, 1977, 436 p.

-Dubois, V., *La politique culturelle. Genèse d'une catégorie d'intervention publique*, Paris, Belin

-Dreyfus L., Casanova B ., *Chroniques d'une prise d'otages*, Paris, Flammarion, 1997

-Gabay M., *La nouvelle communication de crise, concepts et outils*, Paris, Éditions Stratégies, 2001

-Habermas J., *Morale et Communication, Conscience moral et activité communicationnelle*, Paris, Cerf, 1986

-Habermas jürgen, *Théorie de l'agir communicationnel* T1 et T2, Paris, Fayard. 1987

-Heiderich. D, *Rumeurs sur internet*, Paris,Village Mondial, 2004

-Kapferer J.N., *Rumeurs : le plus vieux média du monde*, Paris, Le Seuil, Le Seuil, 1987, 240 p.

-Lagadec P., *Preventing chaos in a crisis*, London: Mcgraw Hill, 1993

- , *Cellules de crise-Les conditions d'une conduit efficace*, Editions d-organisation, 1995

- , *Apprendre à gérer les crises*, Paris, Les Éditions d'organisation, 1994

Libaert. Thierry, *La Communication de crise* (3ème édition), Dunod, 2010 9. Libaert, Thierry. *Le plan de communication : Définir et organiser votre stratégie de communication*. Paris, Dunod, 2ème ed, 2003. 241 p.

-Mc Luhan M., *Pour comprendre les médias : les prolongements technologiques de l'homme*, Paris, Le Seuil, 1977

-Maingueneau D., *Les termes clés de l'analyse du discours*, Paris, Seuil, 1996, 94 p.

-Manns S., « Sousveillance: inverse surveillance in multimedia imaging », *ACM international conference on Multimedia,* New York, 2004, pp.620-627

-Morin Edgar, Pour une crisologie, *Communications*, 1976, vol. 25, p. 149
-Roux-Dufont C., *Gérer et décider en situation de crise*, Paris, Dunod, 2003
.-Sartre Véronique, *La communication de crise*, Paris, Démos, 2003, 156p. 2004, 206p.
-Ten Berger D., *The first 24 hours. A comprehensive guide to successful crisis communications*, Basil Blackwill, Oxford, 1990
-Toxier M., *La communication de crise*, Paris, McGraw Hill, 1990
-White M., *Social media, crisis communication, and Emergences Management: leveraging web 2.0 Technologies*, Boca Raton, FL: CRC Press
-Wolton D., *L'information et la guerre*, Paris,Flammarion, 1991

Articles:

-Asdourian B.,« Sensibiliser le public : une complexité communicationnelle », Actes du colloque Foresterraanée 08-*Un enjeu à partager entre chercheurs et gestionnaires : la production durable des biens et services en forêt méditerranée*, Saint Martin de Crau, tome XXX, n°2, pp.51-53, consultable sur www.foret-mediterraneene.org/revue.htm
-Bay D. « L'expert citoyen, le citoyen expert », *Cahiers français*, dossier « Les nouvelles dimensions de la citoyenneté », n°36, septembre-octobre 2003
-Benoit D., « La fin justifie- t-elle les moyens ? Techniques de communication d'entreprise et éthique *», Colloque La communication d'entreprise, Regards croisés Sciences de Gestion Sciences de l'Information et de la Communication*, Nice 6-7 décembre 2001
-Beucher Stéphanie, Reghezza Magali et Veyret Yvette, Les risques, Paris, Bréal 2.
-Boudia J.J., « La genèse d'un gouvernement par le risque » in D. Bourg, A. Kaufmann, *Du risque à la menace*, Paris, PUF, 2013
-Boutaud J.J., « Transparence et communication », *Médias et Information*, n°22, 2005
-Bourdieu P., *« Le mort saisit le vif. Les relations entre l'histoire réifiée et l'histoire incorporée »*, Actes de la recherche en sciences sociales, 32-33 : 3-14
-Chaskiel P., « Risque et communication : une mise en perspective » in Actes de l'atelier RISCO, Université de Toulouse ? Le Mirail, 2008-2009
Combs W., T., "Protecting organization reputations during a crisis. The development and application of situational communication theory, *Corporate Reputation Review*, 10(3), 163-176, 2007b,
-Fixari D., « Comment traiter l'urgence ? », *Gérer et comprendre*, n°27, juin 1992, pp.78-96
-Gilbert C., « La fabrique des risques », *Cahiers internationaux de sociologie*, n°114, 2003
-Hauch V., « Paradoxe et crise dans l'organisation : une interprétation en termes de double contrainte », in colloque *Urgences, gestion des crises et décision*, Tarbes, 1997
-Kapferer J.N., « Le contrôle des rumeurs », *Communications*, 1999 (a), pp.99-117
-Lagadec P., Rayer J., « Des crises aux ruptures : se mettre en condition de réussite », in Administration, 1997
-Lagadec P., « Enseigner la question des crises : Enjeux, Obstacles, Initiatives », *Cahier* n°2007-01, janvier 2007
-Lagadec P., « Stratégies de communication en situation de crise », *Annales des mines*, octobre-novembre 19986, n ° 10-11, pp.125-131
-Lagroye J., « On ne subit pas son rôle », *Politix* 38, 1997, pp.7-38
-Morin E., « Pour une crisologie », *Communications*, 1976, Vol.25, pp.149-163
-Requillart D., « Savoir plus, risquer moins » de l'action publique comme enjeu stratégique », *Communication et organisation*, 2012

.- Roux-Dufort. Christophe, Crises : des possibilités d'apprentissage pour les entreprises, *Revue Française de gestion*, Mars, Avril, Mai 1996, 11p.
-*Le Monde*. La communication de crise à l'heure des nouveaux médias, interview de C. Roux-Dufort et Didier Heiderich, janvier 2007. 4. Europe1. Interview sur Total et l'ERIKA

Documents numérisés

-Heiderich D., « Influence sur Internet. Perceptions et mécanismes d'influence sur internet dans la société de l'urgence », www.communication-sensible.com, consulté le 06 juin 2018 à 10 h 15
-…………………, « La gestion de crise a un démi- siècle », www.communication-sensible.com, consulté le 06 juin 2018 à 10h 18
-Renaudin H., « Communication de crise et modélisation de l'information dans les médias », www.communication-sensible.com, consulté le 06 juin 2018 à 10 h 20
-Haberey V., « L'enjeu communicationnel dans le système hospitalier », www.communication-sensible.com, consulté le 06 juin 2018 à 10 h 30
-Delaurier M., Heiderich D., « Communication de crise : de la relation à la légitimité », www.communication-sensible.com, consulté le 06 juin 2018 à 11h00
-Bloch O., L'hôpital est une entreprise, la communication est son marketing, Entretien dans le cadre de la réalisation du Travail de fin d'études relatif à la communication de l'hôpital, www.google.fr, consulté le 06 juin 2018 à 11 h 18

TABLE DES MATIERES

www.ingramcontent.com/pod-product-compliance
Lightning Source LLC
La Vergne TN
LVHW022306200926
848481LV00004B/1231
9798899663161